哈洛新知
Hello Knowledge

知识就是力量

U0362712

牛 津 科 普 系 列

创伤后应激障碍

[美] 芭芭拉·O.罗特鲍姆

[美]希拉·A.M.劳赫/著

刘正奎/译

华中科技大学出版社
http://press.hust.edu.cn
中国·武汉

湖北省版权局著作权合同登记 图字：17-2023-052 号

图书在版编目（CIP）数据

创伤后应激障碍 /（美）芭芭拉·O. 罗特鲍姆（Barbara O. Rothbaum），（美）希拉·A. M. 劳赫（Sheila A. M. Rauch）著；刘正奎译 . —武汉：华中科技大学出版社，2023. 8
（牛津科普系列）
ISBN 978-7-5680-9465-8

Ⅰ . ①创… Ⅱ . ①芭… ②希… ③刘… Ⅲ . ①创伤－心理应激－精神障碍－防治－普及读物 Ⅳ . ① R641-49 ② R749-49

中国国家版本馆 CIP 数据核字（2023）第 139059 号

创伤后应激障碍
Chuangshang Hou Yingji Zhang'ai

[美]芭芭拉·O. 罗特鲍姆
[美]希拉·A. M. 劳赫 著
刘正奎 译

策划编辑：杨玉斌
责任编辑：张瑞芳 杨玉斌　　　　　　　装帧设计：陈 露
责任校对：王亚钦　　　　　　　　　　 责任监印：朱 玢

出版发行：华中科技大学出版社（中国·武汉）　　电话：（027）81321913
　　　　　武汉市东湖新技术开发区华工科技园　　邮编：430223

录　排：华中科技大学惠友文印中心
印　刷：湖北金港彩印有限公司
开　本：880 mm×1230 mm　1/32
印　张：8.5
字　数：149 千字
版　次：2023 年 8 月第 1 版第 1 次印刷
定　价：88.00 元

翻译团队

译者

刘正奎

中国科学院心理研究所研究员、教授,博士生导师,国家重点研发计划项目首席科学家。兼任国家应急管理部心理援助专家组召集人、国家心理健康和精神卫生防治中心心理危机干预专家成员、中国心理学会心理危机干预工作委员会主任委员等职务。主要致力于心理创伤机制与干预研究。发表论文100余篇,主编与主译图书9部,发明专利与软著9项,撰写政府咨询报告20余篇。主持国家重点研发计划项目、国家自然科学基金专项项目等20多项。

其他参与翻译人员

龚嘉懿 黄 鑫 廖 敏

总序

欲厦之高，必牢其基础。一个国家，如果全民科学素质不高，不可能成为一个科技强国。提高我国全民科学素质，是实现中华民族伟大复兴的中国梦的客观需要。长期以来，我一直倡导培养年轻人的科学人文精神，就是提倡既要注重年轻人正确的价值观和思想的塑造，又要培养年轻人对自然的探索精神，使他们成为既懂人文、富于人文精神，又懂科技、具有科技能力和科学精神的人，从而做到"物格而后知至，知至而后意诚，意诚而后心正，心正而后身修，身修而后家齐，家齐而后国治，国治而后天下平"。

科学普及是提高全民科学素质的一个重要方式。习近平总书记提出："科技创新、科学普及是实现创新发展的两翼，要把科学普及放在与科技创新同等重要的位置。"这一讲话历史性地将科学普及提高到了国家科技强国战略的高度,充分地显示了科普工作的重要地位和意义。华中科技大学出版社组织翻译出版"牛津科普系列",引进国外优秀的科普作品,这是一件非常有意义的工作。所以,当他们邀请我为这套书作序时,我欣然同意。

人类社会目前正面临许多的困难和危机,这其中许多问题和危机的解决,有赖于人类的共同努力,尤其是科学技术的发展。而科学技术的发展不仅仅是科研人员的事情,也与公众密切相关。大量的事实表明,如果公众对科学探索、技术创新了解不深入,甚至有误解,最终会影响科学自身的发展。科普是连接科学和公众的桥梁。"牛津科普系列"着眼于全球现实问题,多方位、多角度地聚焦全人类的生存与发展,探讨现代社会公众普遍关注的社会公共议题、前沿问题、切身问题,选题新颖,时代感强,内容先进,相信读者一定会喜欢。

科普是一种创造性的活动,也是一门艺术。科技发展日新月异,科技名词不断涌现,新一轮科技革命和产业变革方兴未艾,如何用通俗易懂的语言、生动形象的比喻,引人入胜地向公众讲述枯燥抽象的原理和专业深奥的知识,从而激发读者对科学的兴趣和探索,理解科技知识,掌握科学方法,领会科学思想,培养科学精神,需要创造性的思维、艺术性的表达。"牛津科普系列"主要采用"一问一答"的编写方式,分专题先介绍有关的基本概念、基本知识,然后解答公众所关心的问题,内容通俗易懂、简明扼要。正所谓"善学者必善问","一问一答"可以较好地触动读者的好奇心,引起他们求知的兴趣,产生共鸣,我以为这套书很好地抓住了科普的本质,令人称道。

王国维曾就诗词创作写道:"诗人对宇宙人生,须入乎其内,又须出乎其外。入乎其内,故能写之。出乎其外,故能观之。入乎其内,故有生气。出乎其外,故有高致。"科普的创作也是如此。科学分工越来越细,必定"隔行如隔山",要将深奥的专业知识转化为通俗易懂的内容,专家最有资格,而且能保证作品的质量。"牛津科普系列"的作者都是该领域的一流专家,包括诺贝尔奖获得者、一些发达国家的国家科学院院士等,译者也都是我国各领域的专家、大学教授,这套书可谓是名副其实的"大家小书"。这也从另一个方面反映出出版社的编辑们对"牛津科普系列"进行了尽心组织、精心策划、匠心打造。

我期待这套书能够成为科普图书百花园中一道亮丽的风景线。

是为序。

（总序作者系中国科学院院士、华中科技大学原校长）

推荐序

　　在现代社会中，我们面临着日益复杂和多变的生活挑战，这些挑战不仅来自日常生活的压力，还来自各种创伤事件，如突发性、威胁性或灾难性生活事件等的冲击。有些人在遭遇创伤事件后能够逐渐恢复，但也有许多人陷入了创伤后应激障碍（posttraumatic stress disorder，PTSD）的困境中。这种障碍不仅影响个人的心理和情绪，也可能对其生活和社交带来沉重的负担。

　　尤其近年来，全球挑战如流行病暴发，以及社交媒体和信息爆炸带来的新的心理健康挑战等，给人们带来了巨大的心理压力和创伤。有时，这些影响可能长达数年，甚至数十年之久。研究表明，大约有70％的人一生中会经历创伤事件，这其中不仅包括成人,还包括儿童。因此,深入了解、认识 PTSD 及其应对方法,对我们每个人来说都至关重要。

《创伤后应激障碍》一书的出版非常契合当前的时代背景。本书作者芭芭拉·O. 罗特鲍姆(Barbara O. Rothbaum)教授和希拉·A. M. 劳赫(Sheila A. M. Rauch)教授都是国际知名的创伤心理学专家,其中,罗特鲍姆教授曾任国际创伤压力研究学会主席。译者刘正奎是中国科学院心理研究所研究员、教授,国家重点研发计划项目首席科学家。他一直从事重大应激事件与心理健康的演化,以及心理援助方法与技术等领域的研究,成果颇丰。

本书涵盖了从病因探讨到治疗和康复的各个方面,它以扎实的理论基础和丰富的实践经验为读者提供了关于 PTSD 的详尽知识,是一本全面而深入的科普著作。作者在书中细致入微地描述了 PTSD 的各种症状和表现形式,以帮助读者更好地认识和理解这一疾病。他们提供了众多的临床案例,为读者呈现了真实而深刻的故事,使读者能够感同身受,并与患者建立起更深入的共情。

更为重要的是,本书不仅停留在对问题的揭示上,还提供了有效的治疗方法和应对策略。作者通过介绍心理治疗、药物治疗等治疗方法,向读者展示了帮助患者克服 PTSD 的多种途径。此外,他们还强调了预防的重要性,通过早期干预和心理支持,我们可以更好地防止 PTSD 的发生和发展。

　　相信本书定会引起人们对创伤在我们的生活、社会中的普遍存在的关注。愿本书能够为每一位受到 PTSD 困扰的人带来新的希望和光明。

（中国科学院院士、北京大学第六医院院长）

前言

什么是创伤?

我们常常听到或浏览到与创伤有关的信息和震惊世界的创伤事件。这当中的一部分事件,除了产生了我们能看到的直接影响外,还会产生一系列后续的连锁反应。并且,还有很多创伤事件从未被记录、报道,甚至从未被提及。

创伤可以在任何时候发生在任何人身上。就美国来说,每年有超过 200 万人因车祸受伤,超过 3 万人因车祸失去生命。有 20％至 25％的女性在她们的一生中会遭受性侵犯。♯Me-Too 运动就表明了性骚扰和性侵犯发生的普遍性,这项运动也是为了鼓励和支持那些幸存者。

通常一个事件之所以具有创伤性,是因为其造成了伤害或者有可能造成伤害。它可能是一种生理上的应激(例如一个伤口)或者是一种情绪压力(例如为某人的性命担忧),并对我们的生活造成了影响。当我们感觉自己或者我们在乎的人可能会受重伤,甚至是死亡时,我们通常会经历创伤。创伤是一种可能会改变我们生命历程的重大事件。在本书中,我们会继续讨论不同类型的创伤事件以及这些创伤事件会如何影响我们。

情绪压力会对我们的生活造成影响

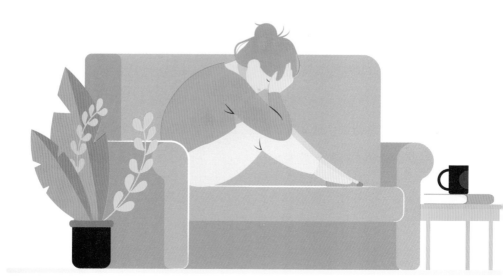

创伤有哪些种类呢？

性创伤

性创伤有很多不同的形式。

性骚扰指的是用令人排斥的、与性相关的或者淫秽的言语或动作来骚扰他人，使其感到不舒服、恐惧或者气愤。如果这样的骚扰发生在工作场合，那么我们的工作环境会变得非常不友好。如果是我们的上司（或者是任何一位有权势的人）说出那样的话语或者做出那样的动作，这可能会让我们觉得更加无助。

性侵犯是指对他人采用欺骗、施暴、教唆或其他方式进行猥亵、性骚扰或强奸等侵犯行为。如果在被侵犯者处于过度醉酒以至于无法表达自己的意愿，或处于无意识状态的情况下实施上述侵犯行为，也视作性侵犯。性侵犯不应被看作单纯的与性相关的行为，它的本质是一种以性为武器的犯罪。

如果一个成人与未成年人发生性接触，则该成人会被视为实施了儿童性虐待。

如果一个成人触碰儿童的隐私部位，或让儿童用某个身体部位接触成人的隐私部位，则该成人的行为就已经涉嫌猥亵儿童罪。对于和成人之间发生的任何性行为，儿童都无法表达主观同意意愿，所以成人的性行为一旦涉及儿童，哪怕儿童对发生这一行为表示没关系，该成人也会被认定为实施了儿童性虐待。

未经他人同意强迫他人进行性活动的人被称为施暴者。

非性暴力导致的创伤

暴力是导致创伤的重要原因。在美国，枪支暴力（包含大规模枪击事件以及恶意犯罪行为）的发生率正在逐渐升高。人际暴力指的是人与人之间发生冲突时使用了暴力手段，包括使用枪支和人身攻击等情况。高发的人际暴力会导致受害者长期处于压力状态之中。

自然灾害导致的创伤

自然灾害，例如地震、飓风、野火、泥石流和龙卷风等，每年都会影响全球数百万人的生活。在自然灾害后,最容易出现一系列持续性问题的是那些经历了重大变故的人,他们可能经历了如亲人去世,身体严重受伤,家园损毁,或者与家人、朋友和社会团体分离等重大变故。

军事创伤

众所周知,军人时常置身于危险之中。他们极有可能面临创伤事件。而除了和普通人一样有可能会经历上述创伤事件

人们在经历自然灾害后可能会出现心理创伤

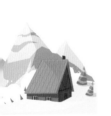
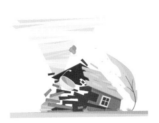
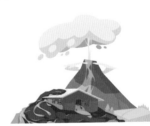
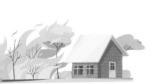
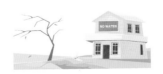
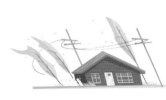
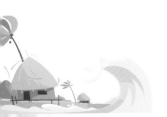
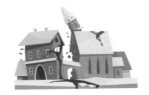
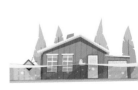

外，军人还有可能经历军事创伤。这些创伤事件有时是在本国领土上接受训练时发生的意外或者受到的攻击，例如恐怖袭击。军人被派往战争区域后，还可能会遇到敌人使用子弹、简易爆炸装置、有毒气体，切断食物供应，或者使用其他多种致命手段以置其于死地的情况。

一线救护人员或高危职业者经历的创伤

和军人一样，一线救护人员如紧急救援人员、消防员和警察等从事危险职业的人员，暴露于潜在创伤事件中的概率要比普通大众高很多。虽然大部分一线救护人员没有长期的情绪问题，但还是有相当一部分人员会被他们所目睹的情形伤害。

哪类情绪性压力源通常不会被认为具有创伤性？ 为什么？

离婚或挚爱离世可以被看作是极度艰难的经历，但是这些通常不会被认为是创伤经历。同样地，患有重病、经历财务危机、失去工作或者住所等也不会被认为是创伤经历。这些压力事件和创伤事件之间的区别在于前者并不会立即对个人的身体健康或者生活造成直接威胁。但这并不意味着这些压力事件就不会令人极度沮丧或者不会对个人生活造成毁灭性的破坏,相反,这些事件甚至可能改变一个人对自己和这个世界的看法。并且,通常这些事件的后果和适用的干预方法,都与我们预期的有所不同。

谁遭受过创伤?

我们常会听到有人遭受创伤。从远方战场归乡的士兵,家庭暴力、性侵犯或者其他侵犯事件的受害者,因为火灾或者洪水彻底失去家园的人们,犯罪或者枪击事件的目击者,车祸幸存者,恐怖袭击或者大规模枪击事件[例如在美国南卡罗来纳州查尔斯顿市以马内利非裔卫理公会教堂(Methodist Episco-pal Church)发生的大规模枪击事件,在匹兹堡的生命之树犹太教堂(Tree of Life Synagogue)发生的枪击事件]的受害者,家园饱受暴力袭击的难民,以及众多其他未被提及的人,都会遭受创伤。你的家人、朋友、同事、老师,超市员工,医生,汽车修理工,甚至你自己,都有可能正在遭受或即将遭受创伤。

创伤的影响是压倒性的,但是人类内在的坚韧性和复原力也令人惊叹。尽管创伤事件发生率高,但大部分创伤事件的幸存者都会从创伤中恢复,很多人甚至在经历过这些负面事件后会更好地成长。新闻报纸的标题总是将创伤与退役军人联系在一起,确实,创伤是这个群体面临的重要问题。但是,科学研究表明,大约有70％的人一生中会经历创伤事件,这其中不仅包括成人,还包括儿童。

什么是 PTSD?

PTSD 是个体经历创伤事件后在身体、情绪与认知等方面出现的一种消极反应。它是一种严重的、慢性的、使人无法正常生活的精神障碍。个人经历或者是目睹他人受到真实的或者威胁性伤害后可能会罹患 PTSD。PTSD 患者会经历闯入性记忆、噩梦以及对过去创伤事件的记忆闪回。他们会极力回避可能会令他们回忆起有关创伤经历的任何东西,变得过度警觉,并患有睡眠障碍。另外,他们的想法和心情变化无常,突如其来的亢奋或者愤怒都是 PTSD 的典型症状,这些症状可能会导致他们在社会、工作和人际交往方面出现很多问题。以上这些症状持续了至少 1 个月的患者将被确诊为 PTSD。症状持续了至少 3 个月的患者将被确诊为慢性 PTSD,且一旦被确诊为慢性 PTSD,如不接受治疗,患者的病情将很难得到缓解。成人和儿童都可能会患有 PTSD,只是儿童患者的一些症状可能会和成人患者的不太一样。PTSD 患者时常会因为过去发生的事情而感到困扰和忧虑。

为什么有些人会罹患 PTSD 而有些人不会?

　　并不是所有经历过创伤事件的人都会患上 PTSD 或者受到其他一些长期的负面影响。有些人在经历了创伤事件后甚至会说自己获得了一丝成就感,自信心获得了提高,并且变得更加坚强了。一个人在经历创伤事件后是否会有长期的问题,是否可以恢复到不再受创伤事件影响的正常状态,是否可以获得创伤后成长,这些是由许多不同的因素决定的。这些因素包括患者经历的创伤事件的类型,患者在创伤事件发生时和发生后的想法和反应,生物学因素,以及患者周围的其他人是如何应对创伤事件本身及其后果的,例如是否给予了患者社会支持等。

　　PTSD 症状也是患者对创伤事件的自然反应的一部分。

例如,一项研究发现,在强奸事件发生后,有 94％ 的受害者一周内会出现 PTSD 症状,这一数据在事件发生 3 个月后会下降至 47％,即仍然有 47％ 的受害者会表现出 PTSD 症状。对于经历过创伤事件的人来说,随着时间的推移,那些没有罹患慢性 PTSD 的人的情况会逐渐好转,然而那些患有慢性 PTSD 的人会在 1 个月后陷入困境——他们的情况没有变得更坏,也没有变好。这项研究引发了很多专家对于 PTSD 的思考,他们认为 PTSD 是一种"可以消失的障碍",并解释道:恐惧和焦虑是对创伤事件的正常反应,对于很多经历过创伤事件的人来说,恐惧会随着时间的流逝而消退。然而,对于 PTSD 患者来说,恐惧不但无法消退,甚至会导致他们回避任何会让他们联想到创伤事件的情景。回避那些会让他们联想到创伤事件的情景,例如发生车祸后不再开车或者在超市停车场被行凶抢劫后不再去超市等,这都是因为患者潜意识里认为每一个相似的情景或者状况都是危险的。这种不当的认知会使得恐惧不受抑制地肆意蔓延。尽管恐惧情绪是引发 PTSD 的主要驱动力,但其他一些情绪,如愧疚、悲伤和愤怒也会加重 PTSD 患者的痛苦和回避症状。关于 PTSD 成因的理论各式各样,但是专家们都坚信,回避是导致 PTSD 持续的主因。

有哪些常见的创伤事件会导致 PTSD？

如前所述，近一半的强奸受害者，不论性别，都会受到慢性 PTSD 的影响。其他一些常见的创伤事件包括车祸、自然灾害、与性无关的侵犯行为、恐怖袭击、工厂事故、火灾、战争、听闻所爱之人惨遭杀害，以及任何会让幸存者觉得他们或者他们在乎的人可能会被杀害或者受重伤的事件等。PTSD 是普遍存在的，并且无疑成了一个公共健康问题。

PTSD 存在多久了？

人类存在了多长时间，PTSD 就存在了多长时间，只是过去人们并没有将它命名为 PTSD。莎士比亚早在《亨利四世（上）》中就已近乎完美地描写了现在的美国精神病学会（American Psychiatric Association）所出版的《精神障碍诊断与统计手册》（*Diagnostic and Statistical Manual of Mental Disorders*，DSM）中所描述的 PTSD 症状。哈利·波西（Harry

Percy)曾经历了数次几乎导致他身亡的战争,他的妻子凯特
(Kate)在观察了他的表现后说:

> 亲爱的丈夫,为什么如此孤独?
>
> 我犯了什么过错,两周以来
>
> 不能够与我的哈利同床共枕?
>
> 告诉我,好丈夫,什么剥夺了你的
>
> 胃口、欢乐以及酣适的睡眠?
>
> 为什么你总把眼睛俯向地面,

车祸是一种常见的创伤事件

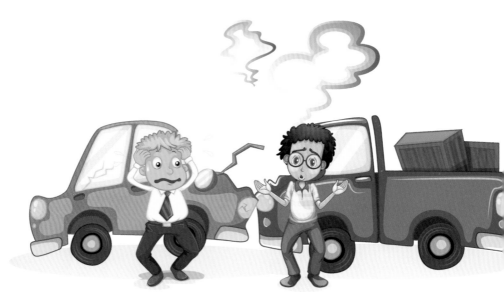

独自坐着时,常常惊恐四顾?

为什么你的脸上失去了血色,

撇开我对你珍贵的权利,去跟

眼光暗淡的沉思和忧郁做伴?

在你不安的睡眠中我曾守着你,

听到你喃喃讲述着战役、刀兵,

⋯⋯⋯⋯⋯

说什么俘虏的赎金、战死的士兵,

还有激烈的战斗中种种波折。

你的神魂完全向往于战争,

因此在睡眠里也使你激动不宁,

使你额上经常挂满了汗珠,

犹如新被扰乱的河里的泡沫。

从你的脸上也看出奇怪的表情,

就好像突然接到重大的使命时,

一个人紧张屏息的状况! 这些是什么预兆?

我丈夫手头准有重大的事情,

我也得知道,不然他就不爱我。

在 1980 年 PTSD 作为一种正式诊断名称出现之前,许多 PTSD 的病例是根据创伤指数(trauma index,TI)来指代一系列症状的,例如"铁路轨道事故导致的创伤性癔症"以及"强奸创伤综合征"等。在美国内战期间,压力反应被称为"达科斯塔综合征"或者"易怒心理症"。在第一次世界大战期间,出现了"炮弹休克症""士兵心理症""奋力综合征"等疾病名称;在第二次世界大战期间,针对战斗机飞行员们的症状,出现了"急性作战应激反应""战斗疲劳""战斗衰竭症"等疾病名称。1980 年,由于大量的参加过越南战争的退役军人都患有这种疾病并深受其折磨,"PTSD"在 DSM 第三版(DSM-3)中终于得到了正式命名,自此开启了 PTSD 诊疗的新篇章。

有哪些治疗 PTSD 的方法呢?

PTSD 的治疗方法包含药物治疗和心理治疗。目前,尽管已有一些药物对 PTSD 患者有帮助,但美国食品药品管理局(Food and Drug Administration,FDA)仅批准舍曲林和帕罗西汀两种药物用于治疗 PTSD。在 PTSD 的心理治疗方面,临

床试验结果强烈支持使用各种聚焦创伤的认知行为疗法
(trauma-focused cognitive behavioral therapy, TF-CBT), 其
中, 延长暴露疗法(prolonged exposure therapy, PET)以及认
知加工疗法(cognitive processing therapy, CPT)在美国退役
军人事务部(Department of Veterans Affairs)下辖的医院系
统中都常被使用。有关这些治疗方法以及其他治疗方法的内
容, 本书的后面章节将有详细介绍。

PTSD患者的治疗方法包含心理治疗

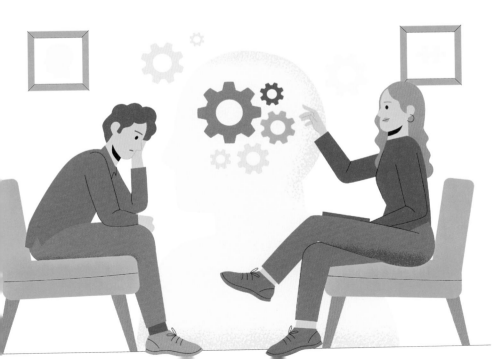

人类有复原力吗？

经历创伤事件是人生的一部分，记住这一点很重要。我们生存在一个充满危险的世界。幸运的是，随着医疗技术的持续发展，我们比我们的祖先，甚至是上一代的人，更有可能从创伤事件中幸存下来。还有一点很重要：大部分人在经历创伤事件后会变得更好。因此我们是有复原力的，从而也就有了没有经历过逆境就不会有复原力这一说法。

我们希望我们的孩子能通过经历一些磨难学会如何应对生活。我们不希望他们的生活过于顺利，也不希望他们认为家长可以帮助他们解决所有的问题。在很多受欢迎的小说里，主人公往往都是在早期经历一些磨难后，才赢得最终的胜利，而这些胜利往往都归功于主人公在磨难中所掌握的技能。为了成为有竞争力的成人，我们也需要发展这些技能。但是，伤害我们和帮助我们成长的东西之间的界限具体在哪里？我们怎么知道哪些创伤事件会成就我们，哪些创伤事件会压垮我们呢？那句"那些杀不死你的，终将使你更强大"是真的吗？劫后余生者要如何做才能改变自己的人生轨迹？让我们带着这些问题在本书中继续探索吧。

目录

1 人们应该如何应对创伤？

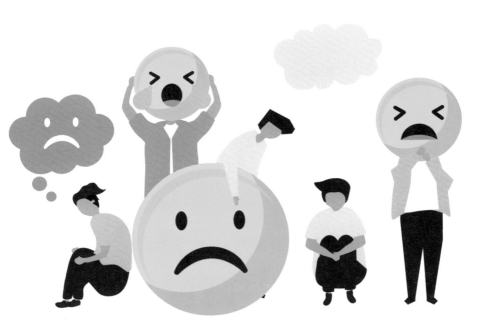

　　辛西娅（Cynthia）半夜惊醒，感觉到有一只手捂住了她的嘴巴，并且有个锋利的东西正抵着她的脖子，接着一个声音在黑暗中响起："不许出声，不然我就划伤你。"

　　我们在前言中提出过如下问题：伤害我们和帮助我们成长的东西之间的界限具体在哪里？我们怎么知道哪些创伤事件会成就我们，哪些创伤事件会压垮我们呢？通常，我们会考虑创伤事件的特点以及遭受创伤的对象所处的发展阶段，这些都是能帮助我们判断创伤事件是会导致个体受伤还是成长的重要因素。

　　基于多年的研究，我们现在明确了不同的创伤事件有着不同的风险因素。例如：

　　（1）车祸在美国非常普遍，但是大部分车祸幸存者事后没什么大问题。

　　（2）许多人认为 PTSD 是"经历了战争的退役军人的精神障碍"，但是大部分经历过战争的军人退役后并没有患上 PTSD，相反，他们往往带着自己的英雄伟绩以及和战友的故事回到家乡，并为他们自己的服役经历感到自豪。

（3）大约 50％ 的遭遇过强奸的女性在遭遇侵犯一个月后会患上 PTSD，然而，值得注意的是，遭遇强奸的男性罹患 PTSD 的概率更高。

（4）如果幸存者在经历创伤事件后得到了社会支持，这会有助于他们的康复。然而，如果幸存者的亲人责备幸存者，对他们感到愤怒或者让他们自己克服心理障碍的话，那么幸存者罹患 PTSD 的风险就会增加。

（5）复原力虽然可以经由后天培养获得，但有的人生来便具有较高的复原力，这些人即使经历了创伤事件也极有可能恢复。

在这一章里，我们会继续讨论有关创伤事件的风险因素和复原力的内容。

经历创伤事件后，幸存者有哪些常见的反应？

在经历了创伤事件（例如性侵犯、车祸、战争或者自然灾害等）之后，幸存者通常会表现出很多 PTSD 症状。然而，在事件发生后的几个星期甚至数月内，这些症状的出现其实属于自然恢复过程的一部分，接下来我们就来详细讨论这一点。

恐惧和焦虑

在经历创伤事件的时候,感觉到恐惧和焦虑是很正常的。在创伤事件发生之后,一些能让你回忆起创伤事件的提示物会再度引发焦虑和危机感。这种提示物可能是某个地点、某个时间、某种特殊的气味或者任何可能会让你回忆起创伤事件的情景。

创伤再体验

在创伤事件发生后的几周里,脑海中浮现出有关创伤事件的图像或者反复想起创伤事件都是非常正常的。对于有些人来说,这种脑海中反复出现创伤情景的情况可能会出现得太过频繁或者导致情绪过度紧张,以至于在接下来的几天或者几周里,他们的日常生活都会受到很大影响。然而如果他们尝试继续适应生活,积极看待自己的遭遇,重新去理解和接纳这段经历,那么创伤再体验的频率会随着时间的流逝而逐渐降低,他们感受到的恐惧和焦虑也会越来越少。

回避

有些经历过创伤事件的人会回避过去的记忆或者任何会让他们想起创伤事件的东西。例如,经历过严重车祸的人可能会回避再次开车。如果回避的程度轻微或者只持续很短的时间,那么幸存者还是很有可能会自我恢复的。然而,如果幸存者完全从生活中脱离出来并且回避症状越来越严重的话,最好还是去寻求专业人士的帮助,专业人士可以根据幸存者的回避症状找出有效的应对方法,以降低幸存者出现长期心理问题的风险。

睡眠问题

在经历创伤事件后,除了会有恐惧和焦虑、创伤再体验,以及回避等症状外,幸存者通常还会有睡眠问题。这些睡眠问题的产生有时是因为幸存者想要避免做有关创伤事件的噩梦,有时是因为幸存者害怕入睡后自己会变得毫无防备,有时是因为幸存者一直以来就有睡眠问题。如同其他应激反应一样,随着时间的推移,睡眠问题通常会逐渐好转。但是如果睡眠问题并没有好转或者幸存者本人想要获得帮助以促进入睡,通常初级医护人员就可以为他们提供药物治疗或者心理治疗的帮助。

愤怒

很多幸存者在经历创伤事件后会产生包括愤怒在内的一系列负面情绪,特别是当幸存者被故意伤害,或者创伤事件是由某个人的危险或不负责任的举动导致时,产生这些负面情绪通常是可以理解的。然而,这些负面情绪可能会被一些事件放大甚至变得一发不可收拾。例如,退役军人责怪长官的决策并

创伤事件的幸存者通常会有睡眠问题

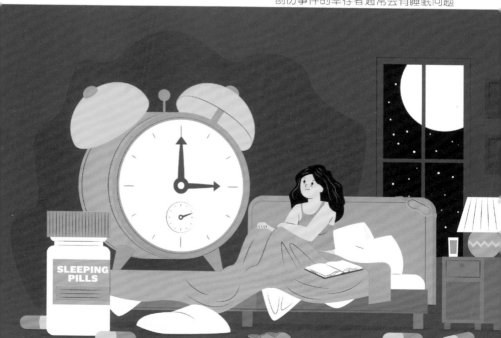

且反应激烈，这样并不能使愤怒情绪消散。这些负面情绪对幸存者来说可能有益也可能无益，但是如果不正视它们，它们则可能会导致幸存者对自己或者整个事件产生不利的想法。我们并不希望幸存者最后陷入愤怒的情绪里无法自拔。负面情绪的产生是很正常的，并且只要幸存者敞开心扉，用自己的方式向其支持者（例如家人、好友或者心理治疗师等）讲述创伤事件以及这个事件对于其而言意味着什么，这些情绪就会随着时间的消逝而消退。如果你或者你认识的人是创伤事件的幸存者，并且出现了创伤后应激反应，这时你想做点什么的话，我们建议你向专业人士寻求帮助。还有一点需要知道的是，对于大多数幸存者来说，只要不回避有关创伤事件的记忆或者任何会提醒他们有关创伤事件的东西，这些创伤相关反应会随着时间的推移而逐渐好转。

自责和羞愧

在经历创伤事件之后感觉到自责和羞愧也是非常常见的。有的人会因为自己幸存下来或者没有帮助他人而感到自责。

悲伤和抑郁

悲伤和抑郁也是在经历创伤事件后会产生的常见情绪,通常还伴有无助和绝望。一个人在经历创伤事件后可能会经常哭泣或者完全不哭。他可能会对以前喜欢的活动或者人都失去兴趣,也可能会觉得以前他为未来所做的计划都不再重要,甚至觉得活着本身就是不值得、没有意义的。他可能还会为他曾经拥有或计划拥有的生活感到悲伤。

消极的世界观和自我评价

创伤可以改变幸存者对世界的看法以及对自我的判断,使他们变得非常消极。创伤事件的幸存者总是告诉自己:"如果我以前不那么软弱,或者没有那样做的话,那么这件事(指创伤事件)就根本不会发生在我身上。"

其他反应,如看待他人的角度变得更加消极,甚至觉得没有人是可以相信的,也很常见。例如,如果一个幸存者以前觉得这个世界发生的事情都是可控的、安全的,那么创伤事件足以改变他的这种观念。创伤事件会使幸存者觉得这个世界是危险的,没有人是值得信任的。

人际关系和情绪麻木

当创伤事件的幸存者感觉他们不能相信任何人或者觉得他人难以亲近的时候，亲密关系——不论是情绪上的，还是肢体上的——会变得难以维持。这样的转变会影响到亲密行为。在经历创伤事件后，有些人会觉得不想发生亲密行为或者难以提起兴趣。这可能是由他们对外界的信任度降低或者情绪麻木导致的。需要注意的是，即使创伤事件的幸存者应当尽可能避免用极端的态度面对世界，他们也不能完全摒弃某种情绪。正如如果你拧紧水管以防止冷水流出，那你同时也阻止了温水流出一样，如果一个创伤事件的幸存者想要完全摒弃消极的视物态度，那么他同样可能会失去积极看待事物的能力。

酒精或药物滥用

对于创伤事件的幸存者来说，另一种麻痹自己或者改变自我感受的方式是酒精或者药物滥用。当然，正常的、有节制的饮酒是没问题的，但是如果幸存者想要用酒精来改变自己对于创伤事件的看法或者感受，这就会变成一个很严重的问题。虽然酒精或者药物滥用可以让人获得短暂的解脱,但是这种滥用物质的行为通常会延缓创伤恢复的速度甚至严重损害身体健康。

创伤事件发生后可能产生哪些会导致长期问题的风险因素?

如果能在早期识别出一些潜在的风险因素,则可以帮助创伤事件幸存者预防一些症状的出现。在创伤事件发生后立刻进行"风险评估"并提供相应的治疗,可以有效地帮助很多幸存

酒精滥用通常会延缓创伤恢复的速度甚至严重损害身体健康

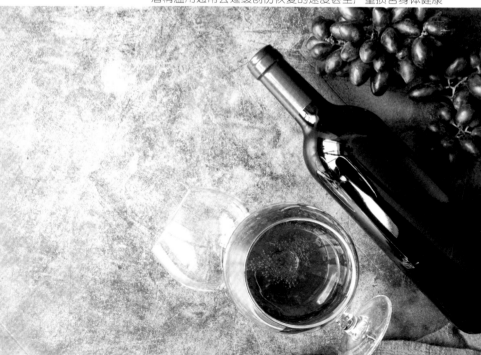

者,否则他们可能会出现一些长期问题。据估计,大约有70%的人在一生中会经历潜在的创伤事件,其中6%到8%的人经历创伤事件后会罹患PTSD。在之后的内容里,我们会继续讨论人们经历创伤事件后的反应以及导致长期问题出现的风险因素是什么。

可以举一些例子吗?

接下来,我们会根据辛西娅(遭受过强奸)以及托马斯(Thomas,经历过伊拉克战争)的经历来说明创伤是如何影响幸存者,从而导致他们罹患PTSD的。我们还将讨论露西娅(Lucia)的经历,她曾遭遇一场机动车车祸,并在被带到急诊室后参与了早期干预研究,她的早期症状没有继续发展成长期的PTSD。这些案例以及其他一些案例都来自我们50多年来对创伤事件幸存者还有PTSD患者所做的研究。露西娅、托马斯、辛西娅,还有本书中提到的其他一些人的名字都是化名,但是他们的这些经历都是真实的,并包含着各种要素,这些要素来自我们工作中接触过的不同人的经历。这些案例包含了一些令人不安的材料,在此提醒下,接下来的一些细节读起来可能会让人感到有些不适。

辛西娅

辛西娅半夜惊醒，感觉到有一只手捂住了她的嘴巴，并且有个锋利的东西正抵着她的脖子，接着一个声音在黑暗中响起："不许出声，不然我就划伤你。"辛西娅瞬间就害怕到无法动弹。她闻到了施暴者身上的酒精和汗臭味。对方逼她做一些她不愿意做的行为，还强奸了她，又逼迫她亲口说她很喜欢这一切。施暴者还威胁辛西娅说如果她报警，他会返回来杀了她，因为他清楚地知道她家的地址。

事件发生时，辛西娅还是一名大三的学生。当晚她曾和朋友一起出去玩，跳了舞，所以她一直在想，施暴者是不是某个她在夜店遇到的人，并尾随她回了家。事件发生后连续好几个月，辛西娅每晚都会因为太过于害怕而无法入睡。她每天 24 小时都开着电视和所有的灯，每天都是直到早晨大约六点的时候才会精疲力竭地睡着。她错过的课比她上过的还要多，她无法集中注意力，也无法完成作业。她讨厌她的男朋友触碰她的身体，但是她从来没有告诉他发生了什么。因为辛西娅连续几周都不接男朋友的电话，并回避与他的任何接触，他们最终分手了。辛西娅不再和朋友们出去玩，那个学期她所有的课都没有修完。最后，她去了学校的咨询中心，在那里医生确诊她患有PTSD，然后她接受了治疗。

托马斯

那是托马斯第一次被派遣到伊拉克，在他开车回基地的路上他的车撞上了一个简易爆炸装置，并被炸毁了。爆炸导致托马斯眩晕并且迷失了方向，有几分钟他几乎失去了听觉，然后耳边又突然轰鸣了起来，并且持续了好几个小时。整辆车都充斥着烟雾，他还能闻到身体被烧焦的味道。当他反应过来的时候，他发现整辆车都着火了，他用力打开了左侧的门并逃了出去。当托马斯逃出车、摔在地上的时候，他发现自己的右腿受了重伤并且正在流血。

很快，他想到了其他三个战友也在车里，所以便去查看他们的情况。他打开了后门，试图将坐在他正后方的华盛顿（Washington）拉出车外。华盛顿虽然有意识但是被吓得目瞪口呆，不过他受的伤看起来没有那么严重。他们两个尝试以最快的速度移动到车子的另一边，准备将另外两个战友从副驾驶和车后座拉出来。此时整辆车都已经着火了。跟在他们后面的战友也在尝试着将车上的两个战友从车里拉出来。最终，坐在后座的桑切斯（Sanchez）虽然全身烧伤严重但存活了下来，然而坐在副驾驶的费拉拉（Ferrara）却没有。

托马斯曾尝试协助医护人员一起抢救费拉拉，但医护人员告诉他，他受了重伤，必须躺下。托马斯被救护车送往了医院，等他状态平稳后，他又被送回美国，继续接受治疗。托马斯的整条右腿受伤太严重，导致他无法再回到伊拉克执行任务，他也因此退役了。

康复后，托马斯可以重新走路了，他想要恢复入伍前的生活状态，但是他发现他在情感上逐渐疏远了妻子克里斯蒂娜（Christine）以及两个年幼的孩子。他开始酗酒，变得易怒，并且常常无法入睡。最终，在克里斯蒂娜告诉托马斯他需要接受治疗后,他去了当地的退役军人医院,在那里他被诊断出患有 PTSD,并接受了治疗。

露西娅

露西娅,一名 26 岁的西班牙裔美国已婚妇女,因为一场机动车事故被救护车带到了医院,她驾驶的那辆车被一辆半挂式卡车撞毁了。她说自己在车被撞后短暂地失去了意识和知觉,恢复意识后她觉得难以置信,她发现自己全身上下都受了伤,并感觉全身上下都非常疼。

露西娅是一名小学老师,她每天往返于离家 20 英里①的一所学校,负责教一年级。她每天早晨上班大约需要一个小时,下班不堵车的话大约需要半个小时到家。事故发生那天早晨下着大雨,因此整个路面交通比平时更拥堵。她正开车往学校赶去,一边听着电台的新闻,一边计划着今天要做的事情,突然不知

---

① 1 英里≈1.61 千米。——译者注

从哪里传来一阵她从未听到过的巨响，与此同时她感觉受到了强烈的撞击。在露西娅意识到发生了什么之前，她和她的车已经开始不停地旋转。她感觉她的身体拉扯着安全带在到处晃动，就像在游乐场骑马一样。一切似乎都像慢动作，当露西娅看到了迎面而来的车辆，特别是在她看到一辆半挂式卡车正鸣着笛朝她撞过来的时候，她吓坏了。那一刻，她感受到了另一阵强烈的撞击，与此同时，她的身体再一次拉扯着安全带旋转了起来，车门甚至车轮都旋转了起来。露西娅记得的最后一件事就是，当时她想着"我快要死了"。

再一次恢复意识的时候，她正在医疗救护车上。她听到了汽笛声，感觉到救护车正在快速行驶。露西娅有些迷惑，她向正在对她实施急救的医护人员询问发生了什么。与此同时，她感觉到自己浑身疼痛且无法转动头部。她正在接受静脉注射，医护人员正在告知司机她的生命体征以方便司机调整车速。她开始感觉到恐慌并且哭了起来，这时医护人员用平静、安抚的语气告诉她，她现在正在救护车里并在前往医院的路上，她因为机动车的撞击而受伤，但是现在已经没事了。因为在撞击过程中露西娅的头部受了伤，医护人员担心她的脊柱也受了伤，所以用一个沙袋将她的头部绑住，并用脊柱板将她的整个身体绑住了，这也是她感觉到无法转动头部的原因。医护人员让露西娅保持这个状态直到他们确认她的脊柱没事。露西娅感到越来越害怕，并且担心如果她的脊柱真的受伤了她会变成什么样子。她会不会瘫痪？会不会再也无法行走或者照料自己？她曾以为自己就要死了，睁开眼发现自己在救护车上并且没有死的时候，她觉得自己很幸运，但是现在她又开始害怕自己可能受了重伤。

医护人员看到露西娅情绪低落，想要安抚她，于是便询问露西娅是否还感觉非常疼痛，随后给露西娅注射了止痛药。露西娅慢慢有了睡意，在昏昏欲睡的同时终于感觉到了一丝平静。医护人员告诉露西娅她会没事的，但是在到医院做全身检查之前她最好保持不动。医护人员反复对露西娅说，他们对露西娅的急救治疗只是因为担心她的脊柱受到了损伤。

当救护车到达医院，露西娅的担架车被移出救护车并送往急诊室时，露西娅感觉到全身都在颠簸。由于她的头部被沙袋绑着，整个身体也被绑在了脊柱板上，露西娅只能目视前方。她看到了天花板上的灯，在医护人员推着她飞速穿过不同区域时，她感受到了不同的气温，闻到了医院消毒水的味道，听见了各种声音，但是只有当其他人小心地探身到她眼前的时候，她才能看到人脸。这是一种不一样的、受局限的视角，令她感到迷失方向，因为她只能看到笔直呈现在她眼前的东西，无法看到她周围的其他任何东西。

露西娅突然想起自己的手机和包，想要给她的家人打电话并告诉他们发生了什么。她还想要打电话给学校，告诉学校她今天不能去上班了。因为她看不到自己的周围，也不知道是谁在推着她，所以她开口问"我的手机和包在哪？我想要打电话"。推着她的医护人员告诉她，她的手机和包就在她所在的担架车上，一会儿照完 X 光后，他们就会帮她打电话。

这是露西娅第一次听到自己正在被送去照 X 光。露西娅和她的担架车被推到了 X 光检查室门口，在那排队等候。她听到有人说每当上班高峰期遇上降雨，医院都会有很多人。当轮到她的时候，有人询问了她一些问题，包括发生了什么，她目前感觉怎么样，是否怀孕了等。她突然又哭了起来，因为她想起她和她的丈夫正在非常努力地尝试受孕，虽然她还没有怀孕，但是她已经开始担心如果瘫痪了，她还能不能怀孕或者照顾孩子了。他们在她的身上放了一层金属铁片以保护她的生殖器官免受辐射，然后来回移动她的身体以进行各个角度的 X 光成像，之后将沙袋放回她的头部旁边，在等待结果时将她的头部和脊柱板重新固定在了一起。

这一天的急诊室人很多，所有的病房都被占满了，所以露西娅在过道里等了大概两个小时后才有了一间空房。接下来的一整天她都待在急诊室里。她的丈夫尼克（Nick），在接到电话后的一个小时内赶到了医院。尼克一直握着露西娅的手，这让她感觉好了很多。他俯身到她的面前让她可以看到他的脸，同时给予了她来自家人的温暖支持。正在这时，医护人员前来告诉她，X 光结果显示她的脊柱并没有受伤，所以现在他们来取走沙袋、绷带和脊柱板。露西娅终于觉得心里舒服了很多,她如释重负地哭出了声,然而她还是害怕其他部位受到了重伤。之后医护人员留下露西娅做了其他检查,包括脑震荡检查,因为在车祸发生后她曾失去过意识。

当露西娅回到自己的病房后,警察进来为她做了笔录,根据露西娅以及目击者的叙述,他们大致拼凑出了事故发生时的情况。整个州际高速公路总共有四条车道,当时露西娅正行驶在最外侧靠右的慢车道上。半挂式卡车在变道转进露西娅所在的车道时,由于两车之间的距离不够远,车身撞向了露西娅的驾驶座侧的后保险杠。她的车在被撞击后开始回形滑行,车身掉了个头,这使得露西娅能够从正面看到迎面撞来的半挂式卡车,而之前在她正后方的半挂式卡车,因为速度过快无法及时刹车,从而径直撞了上来。半挂式卡车司机虽然尝试过踩住刹车,但是最终他的车仍然正面撞上了露西娅的车。事故导致露西娅车内的安全气囊自动弹出,保护了她的性命,但是车辆的回形滑行使得露西娅的身体猛烈颠簸,头部撞到了驾驶座侧的窗户,并导致她短暂昏迷。不过幸运的是,她一直都系着安全带。

事故目击者拨打了报警电话，救护车也及时赶到了。医护人员担心露西娅的脊柱可能受了伤，所以非常小心地把她抬上了车。警察到达现场后给半挂式卡车司机开了罚单。他的半挂式卡车并没有受到严重损伤，所以他继续开车上路了。

什么样的人可能会罹患 PTSD，什么样的人则不会？

前面我们提到过，经历创伤事件是很正常的，并且大部分人都不会因此罹患 PTSD。那么，为什么有的人会罹患 PTSD，有的却不会呢？多年来，人们一直在研究这个问题，虽然研究已经取得了一些成果，但还有很多问题未被解答。不过，有一点毋庸置疑，那就是人类是具有心理复原力的。在经历恐怖事件后人类可以成功地活下来，有些人甚至会更加蓬勃地成长。想想看，有多少人在经历了暴力事件后依然活了下来，并且继续勤劳地过着多彩的生活。还有一点显而易见，那就是两个人在经历同样的创伤事件后可能会有完全不同的反应：其中一个人可能没有任何心理障碍等后遗症，继续正常生活；另一个则可能因为心理障碍问题变得过于脆弱且疲惫不堪。研究人员正在开展深入研究，以了解为什么会出现这样不同的反应，并减少创伤给人们带来的负面心理影响。

容易担惊受怕、胡思乱想且有一定被害妄想倾向的个体，比情绪平稳的个体更容易患上 PTSD。例如，如果亚历克斯（Alex）和杰克（Jake）同时走在一条街道上时被人拦了下来，他们可能会有不同的反应。亚历克斯可能会觉得抢劫犯只是想要他们的钱，拿到钱以后就会放他们走。而杰克可能会认为抢劫犯疯了，甚至会认为抢劫犯想杀了他们。尽管大家会觉得亚历克斯和杰克经历的是相同的事件，但是从某种角度来说其实并不是这样：对于亚历克斯来说，他觉得自己的生命没有受到威胁，而对于杰克来说，他觉得自己的生命受到了威胁。在这样的情况下，相比亚历克斯，杰克就更有可能会患上 PTSD。所以询问创伤事件的幸存者他们最害怕发生的事情是什么，这非常重要。

创伤事件发生后，有哪些会导致心理健康问题的常见风险因素？

正如之前多次提到的那样，有些人在经历了创伤事件后会患上 PTSD，而有些人不会。人们针对创伤事件发生后会导致心理健康问题（例如 PTSD）长期持续的风险因素开展了研究。研究表明，以下几个因素可能会增加人们出现心理健康问题的概率。

负面的社会支持

当一个人经历了创伤事件后，如果周围的人都纷纷前来给予支持，那么随着时间的推移，他患上心理疾病的风险就会大大降低。但这并不意味着在事件发生之后他不会感到难过。如果他的家人还有周围的朋友向他提供了物质上的支持（食物或者住所）和精神上的支持（倾听他的遭遇或者陪伴在他身边），那么在其他所有条件都相同的情况下（虽然通常这并不可能），与未得到支持时相比，得到支持后，他更有可能克服创伤事件带来的不利影响并且很快走出创伤事件的阴影。但如果他感觉他无法依靠身边的人，或者在寻求帮助时对方以愤怒回应，又或者对方责怪他说是他自己造成了这样的处境，那么他出现长期心理健康问题的风险就很大。

有时，虽然周围人的本意并非如此，但是幸存者可能会觉得自己得到的反馈是负面的。这是因为在实际的PTSD案例中，他人出于善意给予的社会支持可能会助长一种消极的模式：幸存者可能会出于回避的需要而避免人际交往，或者出于无法排解的负面情绪对周围的人愤怒叫喊。这时，周围的人可能会出于善意而礼貌退避，这是为了给幸存者一些私人空间。

给予PTSD患者支持有助于他们克服创伤事件带来的不利影响

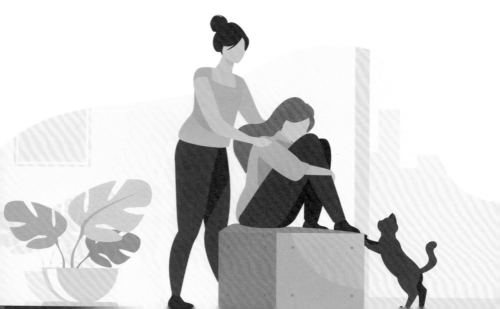

但是，一旦这种好意被幸存者视为对自己的拒绝或厌恶，幸存者会变得更加孤僻和愤怒。

　　在托马斯的事件里，托马斯的指挥官因托马斯开车撞到了简易爆炸装置而责骂他，在之后的任务报告中还将责任推到了托马斯身上。尽管当时他的战友曾前去支持他、安慰他，但是指挥官责备的话语依然加重了托马斯心里的那抹伤痕，因为托马斯本来就因是自己驾驶时出的事故而非常自责了。在报告结束以后，托马斯再也没有和任何人说过关于这次事故的任何事情。他的回避行为意味着，在回到家以后他也无法得到来自部队或者家人的积极的支持。所以当他回家后，克里斯蒂娜指责他酗酒也加深了他的自责感，让他更加地封闭自己了。克里斯蒂娜曾试图告诉托马斯，他酗酒会对家庭造成什么影响，但是托马斯却感觉克里斯蒂娜这样做是不理解他，不支持他的表现。

其他风险因素

某些创伤自身的一些特点也会增加人们出现心理健康问

题的概率,例如人际创伤(人为导致的,而非自然灾害导致的创伤)、过于频繁的创伤、肉体上的创伤,以及在年龄很小的时候遭受的创伤等。

在辛西娅的事件中,施暴者侵犯了辛西娅的人身安全,从而破坏了她对这个世界的安全感。这是一种人际创伤,因为某个人故意且恶意地伤害并贬低了她。之后,她开始认为所有的男性外出都是为了寻求性,并且认为自己容易受到攻击,因为自己十分脆弱,无法阻止他人伤害自己。在辛西娅开始接受 PTSD治疗以及医疗护理之前,她在长达好几个月的时间里,都会因为强奸事件而感到痛苦不已。身体上的伤口、在自己的公寓里被侵犯这件事本身,以及人际创伤等都增加了辛西娅出现心理健康问题的风险。

童年期遭受过虐待或者情感忽视的人在创伤事件发生后出现心理健康问题的风险更大。当成年后再次经历创伤事件时,他们往往会认为这次经历进一步证明了他们自己的存在是个错误,或者他们自己无法应对困境,这个世界就是那么危险。当这样的想法产生时,随着时间的推移,他们的心理健康问题可能会持续存在并愈加严重。

例如，托马斯成长在一个混乱的美国家庭中，他的父亲迈克尔（Michael）有暴力倾向还吸毒，他的母亲玛丽（Mary）在他 7 岁的时候就去世了。托马斯的父亲经常好几天不见踪影，当他回到家时，他又会对托马斯实施语言暴力和躯体暴力。直到托马斯 9 岁那年，他被姨妈勒妮（Renee）带走，离开了家后，这样的情况才结束。之后托马斯也表现出了一定程度的攻击行为。尽管当时托马斯的行为举止都表明他还是个孩子，但一直到他搬去和姨妈住了两年后，他的攻击行为才彻底停止。姨妈勒妮坚定的守护和持续的关爱帮助托马斯重新学会了和这个世界相处的方式，也给他提供了一个非常安全、稳定的环境。托马斯有年幼时受到躯体虐待和情感忽视的经历，所以他在成年期遭受创伤后，出现心理问题的风险更高。

研究结果表明，有的人由于遗传或者生物学上的一些原因，在经历创伤事件后罹患 PTSD 的概率会更高。大部分研究结果都显示了童年期遭受过虐待或者情感忽视的人罹患 PTSD 的风险更高。研究人员认为，一个人童年期的受伤经历可能会导致他发生生理上的改变，进而导致他未来更容易受到创伤事件的侵扰,也更难以获得社会支持及建立安全的依恋关系。就像前面提到的那样,托马斯之前就有过遭受躯体虐待和情感忽视的经历,虽然他从未接受过基因检测,但是他很有可能因为生理或者基因方面的原因,本身就具有容易患上 PTSD 的风险因素。

什么样的理论框架有助于我们更好地理解人们是如何经历创伤的?

有一种理论——情绪加工理论(emotional processing theory)得到了强有力的支持。该理论于 20 世纪 80 年代中期由埃德娜·福阿(Edna Foa)和迈克尔·科扎克(Michael Kozak)首次提出,之后被其他很多研究 PTSD 的人员进一步拓展。

为了从情绪加工理论的角度理解创伤的影响,你必须先学习和理解正常情况下恐惧和其他一些负面情绪是如何产生的。在情绪加工理论中,恐惧和其他负面情绪作为一种帮助人们觉察并远离危险的"程序",被表征在正常的记忆中。整个"恐惧图式"(fear structure)包含了各式各样的信息,包括:

(1)令我们害怕的东西,通常被称为"引起恐惧的刺激物",

例如在丛林中毫无防备时遇到的一头熊；

（2）对恐惧的反应（例如心跳加速）；

（3）我们对于刺激物的理解（例如熊很危险）以及我们对于自身反应的理解（例如心跳加速意味着我们很害怕）。

当恐惧客观存在时，我们称它为正常恐惧。恐惧图式包含了各种关于我们应该如何最好地应对真实的威胁（例如对抗、停止走动或者逃跑），从而保护自己的信息。所以当我们看到

看到熊时，感到害怕以及尝试逃跑都是常见的反应

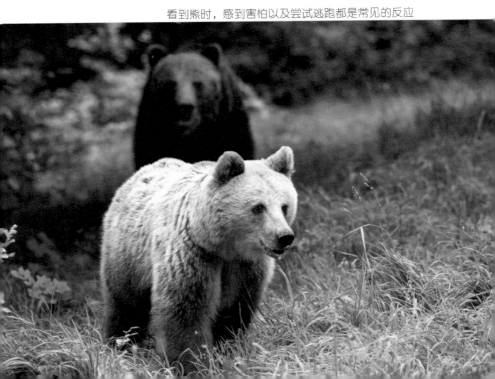

熊时,感到害怕以及尝试逃跑都是常见的反应,因为它们可以帮助我们保护自身安全并且存活下去。但是,恐惧(或者其他负面情绪)图式在以下这些情况出现时会造成问题:

(1)恐惧图式中的信息和现实世界并不相符;

(2)无益的回避行为或者强烈的情绪反应被没有伤害性的刺激物激发,只是因为这个刺激物与创伤事件有关;

(3)恐惧反应和回避行为影响到了一个人的日常生活;

(4)因为感觉到危险和害怕而对没有伤害性的刺激物做出反应。

之前提到过,很多人在经历创伤事件后会出现一些症状,例如,一直回想创伤事件,对会让自己回想起创伤事件的任何东西都有强烈的情绪反应等,如果这些症状随着时间的推移没有消失的话就会发展为 PTSD。然而,如果幸存者逐渐回归到了日常生活中或者尽可能让生活回归正常的话,这些反应就会逐渐减弱,这个过程也被称作自然恢复过程。要引发这个过程,幸存者必须做到以下两点:

(1)幸存者必须允许自己回想创伤事件,并且允许自己身处在那些会让他们想起创伤事件的人、地点的周围或相关情景之中。

（2）当幸存者回想他们的创伤经历或身处在与创伤经历相关的情景中时，他们得以有机会认识到，回想创伤经历其实并不危险，那些和创伤经历有关的人、地点和情景也不危险，并因此了解到，他们可以做他们想要做的所有应该做的事情，并且他们是可以掌控自己的负面情绪的。

通过逐渐回归到日常生活中，并且逐步接近而不是一味地回避与创伤事件有关的记忆和提示物，幸存者会了解到，他们其实拥有面对这些情景的能力而且不会有任何不好的事发生。他们还可以了解到，勇于面对他们一直回避的情景，也会让他们的痛苦感有所降低。他们也会明白，其实他们自己在这个过程中并不会发疯、失控。经历自然恢复过程后，幸存者还可以区分创伤事件与其他相似的却没有危险性的事件。他们会发现，创伤事件就是一个在某个时间、某个地点发生了的特殊事件，他们还会发现这个世界并非总是那么危险，当有不好的事情发生时，他们也能知道如何去处理。在接下来的章节里，我们会谈到更多对创伤事件的幸存者、他们的爱人，或者其他想要多了解创伤的人有用的信息。

什么是创伤后成长？

当我们在谈论创伤事件后，导致幸存者出现心理健康问题的风险因素时，需要记住的一点是，所有这些因素往往只会导致增加轻度风险或者中度风险。大部分幸存者最终都会康复，不会出现长期的心理问题。此外，还有人说自己在经历创伤事件后发生了积极的改变。这种创伤后成长被看作是一种因长期暴露在创伤事件下而产生的积极改变。虽然这一章的大部分篇幅将重心放在了创伤事件发生后会引发心理问题的风险因素和会出现的常见反应上，但是目前为止，对幸存者来说更常见的一种反应是复原力。我们会不断地惊讶于人类坚韧不拔的精神力量，就是靠着这份精神力量，人类才得以从困境中活下来，并且茁壮成长。对于很多人来说，摆脱困境或者从创伤事件中幸存下来会带来一种成就感。对于另一些人来说，在遭受创伤之前，他们并不知道对他们来说最重要的东西是什么，然而"劫后余生"的经历让他们真正意识到生命是多么宝贵，并且体会到了只有活着才能更好地展现自身的价值。有关创伤后成长的研究表明，很多创伤事件的幸存者存在因创伤产

生的心理问题,同时也经历了创伤后成长。在托马斯的事件
里,这一点被体现得淋漓尽致:托马斯因他的服役经历、部队的
朋友以及自己完成的多次作战任务而感到非常自豪。但是与
此同时,他也觉得自己是爆炸事件的罪魁祸首。事实上,对于
托马斯来说,正是这种自豪感促使他在受到克里斯蒂娜的敦促
时同意去退役军人医院接受治疗,因为他觉得那里的人可能会
理解他的遭遇。

遭受创伤后幸存者的身体状况如何？　他们会不会患上慢性疼痛？

创伤通常包括身体上的创伤,这些创伤需要处理和治疗。
有时候,这些创伤需要一段时间才会痊愈或者会使人长期感到
慢性疼痛。有的幸存者曾经说过,每当他们感受到疼痛时,疼
痛都会让他们回想起创伤事件,这让他们既痛苦又悲伤。如果
是这种情况的话,接受 PTSD 治疗可以帮助他们缓解因疼痛
而引起的悲伤。

研究已经表明,创伤事件的幸存者会因为遭受创伤后自己
的身体状况较差而感到痛苦。有很多理论可以解释这种现象,

但是所有理论都认为创伤事件带来的这份痛苦(如 PTSD、焦虑、抑郁或者药物滥用等)是可以治疗的,而且治疗也有助于身体健康。即使不喜欢,幸存者最好也能遵循良好的健康习惯,例如定期去见身体健康理疗师,遵循他们的指导,健康饮食、锻炼身体、停止药物滥用或者停止吸烟。对创伤事件的幸存者来说,他们本身就深感痛苦,如果再加上糟糕的身体状况,那简直是雪上加霜。

在一些国家的文化中,痛苦,例如"头疼""感到疲惫",或者

幸存者最好遵循良好的健康习惯

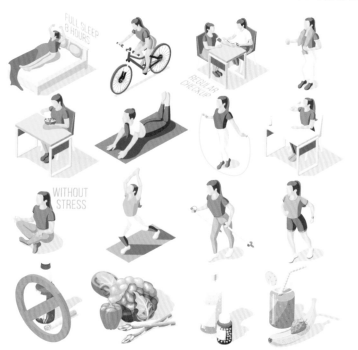

"精神紧张"等，只是一种躯体表现。在美国的农村，"nerves"
这个词被用来形容焦虑和类似的 PTSD 症状。我们已经学会
将"感到疲惫"看作是抑郁的一个征兆，并且相应地对幸存者进
行评估。

是否有可能防止创伤产生有害影响？

这是有可能的！当我们知道某人遭受创伤后有出现心理
健康问题的风险时，我们可以帮助他增加自然恢复的概率。允
许自己去想、去写，以及去谈论创伤经历都是很有效的情绪加
工过程。不要总是回避创伤事件或者觉得所有事情都和创伤
事件有关，这一点也很有用。在本书的第 2 章，我们会提及一
些可以用来防止 PTSD 发展的有效资源，包括可以提供社会
支持的资源以及人们想要的其他有用资源。

想法、情绪以及行为是如何互相影响的？

研究表明，认知行为疗法可以有效地帮助 PTSD 患者。
认知行为模型包含了三个元素：想法、情绪以及行为（图 1.1）。

这三个元素共同作用,导致了特定情景下特定的想法、情绪和行为。在这个模型中,每一个元素都会影响下一个元素,并且这个模型可以从任何一个元素开始。

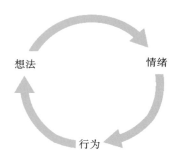

图 1.1　情感的认知行为模型

　　例如,我们来想象一个情景:有一个叫乔希(Josh)的年轻人在马路上开车时被一辆快速行驶的车辆拦截了下来。如果当时乔希的想法是"那个司机想要撞我"的话,那么他很有可能会感到恐惧(情绪)、愤怒(情绪),变得警惕(情绪)以及极度沮丧(情绪)。在这样的情绪状态下,如图 1.2 所示,乔希可能会做出的反应是,加速追赶那个司机(行为),试图与那个司机对抗(行为),或者他很有可能将车停到路边休息,慢慢平复心情(行为)。与之相反,如果乔希对于被拦截下来这件事的想法是"幸好我及时看到了那辆疯狂行驶的汽车,我真是个好司机",

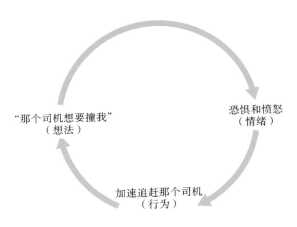

图1.2 消极情绪的循环

那么他可能会觉得自豪或高兴(情绪),然后继续开车去工作(行为),如图1.3所示。

也就是说,认知行为模型中的每一个元素都可能会基于前一个元素而发生显著的变化,并影响下一个元素。例如,我们的想法会影响我们的情绪,而我们的情绪又会影响我们的行为。

现在,让我们回到司机乔希身上,他正处于极度惊慌的状态。如果他选择将车靠路边停下(行为),他可能会有这样的想法:"我任由他欺负,让他插了队。我连开车去上班这么简单的事情都做不好。"这种想法会引发悲伤情绪,导致消极情绪的恶

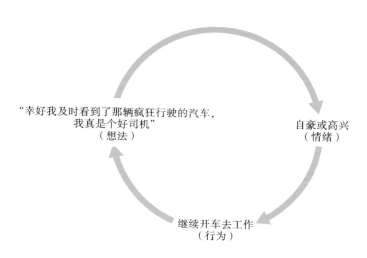

"幸好我及时看到了那辆疯狂行驶的汽车,
我真是个好司机"
（想法）

自豪或高兴
（情绪）

继续开车去工作
（行为）

图1.3 情绪恢复平稳的循环

性循环,并加重消极情绪。但是,如果乔希的想法是"没事,一
会儿我就会觉得好多了,任何人如果差点被别的车撞到都会觉
得不舒服的",那么就不会形成恶性循环,也不会加重消极情
绪。他会继续去做要做的事情,且该事故不会对他的行为造成
任何影响。

对于大部分人来说,哪怕是在相同的条件下,不同时期个
人人生经历的不同以及个人对于自身看法的不同都会导致某
些想法优先产生。这其实是非常正常和合理的,因为我们的大
脑总是在尝试弄清楚这个世界的规律,来帮助我们存活并茁壮

成长。为了不再体验那些不好的事情，我们会从不好的经历中总结规律，然而有时候我们总结出的某些规律可能是错误的。那些起不到帮助作用的、甚至是消极的、不正常的想法都是实际的例子。这表明，我们的一些固有思维并不能正确地解释我们现在所处的情景，因为这些思维并不是基于我们现在所处的情景产生的。它们还有可能对我们的行为造成影响，使我们做出一些不恰当的反应。对于很多人来说，这些偏颇的、无益的思维是可以被察觉并改变的。例如，如果玛丽亚（Maria）的母亲曾经因为玛丽亚没有和弟弟分享足够多的东西而说她自私，那么玛丽亚很有可能在长大成人的过程中一直都认为自己是个自私的人。后来当其他人因玛丽亚做出的慷慨行为而称赞她时，玛丽亚可能还是会不自觉地想起小时候产生的"自己是个自私的人"这种固有思维。或者，她也可以接纳这种新信息并对其进行加工从而产生一种新想法："小时候我没有和弟弟分享东西是因为我那时候还不够成熟，但是现在我已经长大了，而且我已经学会了如何做一个慷慨的人。"

再拿创伤事件的幸存者来举例，童年期遭受性侵犯的幸存者会因为施暴者的性别而觉得所有同性别的个体都是大脑由性支配的生物。PTSD 的治疗通常会针对这种消极的、不正常的想法来进行,有效的治疗可以提高幸存者处理消极想法和消极情绪的能力,从而使幸存者能更好地辨别出没有危险的情景,并把它们与危险的情景区分开来。

治疗如何影响创伤记忆?

由于幸存者的状况和期望不同,治疗会对创伤记忆产生各种不同的影响。接下来我们会具体讨论其中的一些情况。

治疗是否可以抹去创伤记忆?

很多创伤事件的幸存者想知道他们能否直接将创伤记忆从脑海中抹去。显然他们都希望创伤事件从未发生过,但他们无法改变事情已经发生了的事实,所以只能退而求其次,即希望能抹去相关记忆,这样他们就可以当作什么事情都没有发生过。

举一个 PTSD 患者安(Ann)的例子。在遭遇强奸后,安只希望再也不要想起这件事情。她假装这件事情从未发生过。她从来没有告诉过任何人发生了什么,她也不知道是谁强奸了她。在事件发生后的第一周里,安每天晚上都会出去跳舞,每当她要去洗手间(强奸事件发生于一家酒吧的洗手间)的时候,她会不停地喝酒以及服药来缓解她的恐惧和不安。经历了一周的睡眠不足和大量酗酒、服药后,安的身体垮了,整个周末她都处于昏睡状态。当她在周一早晨醒来时,她还是感到极度害怕,于是她打电话给公司请假,说她当天不能去上班了。从那以后,一直到寻求治疗之前,安只往返于家和公司之间,她也从未再去任何隔间无法被锁上的洗手间。当她去寻求治疗的时候,她询问心理治疗师能否直接将这段记忆从她的脑海中抹去。

虽然这是不可能的,但是专门治疗创伤的心理治疗师会帮助幸存者降低与创伤记忆相关的情绪敏感度,从而让幸存者用一种新的方式去看待创伤事件对于自身的意义以及这个世界。这样的治疗通常可以让幸存者意识到自己是为了生存才去做那些事情的,并且会对自己的自救行为感到高兴。如果幸存者在畏惧、恐惧或者害怕的时候看到了自己具有的能力,那么这很大程度上能够帮助幸存者意识到自己能够应对那些创伤记忆,并且能够重新和这个世界互动。此外,一旦与创伤记忆相关的情绪敏感度降低,幸存者通常能够重新思考他们之前所做的无用或者错误的判断和结论。

对于安来说,她需要重新思考自己之前的想法,她之前觉得那晚她只身一人去酒吧是一件非常愚蠢的事情,那样做就像是在邀请别人去"占她的便宜"。重新思考后,她意识到当晚那个人其实并不是在针对她,而是当时任何一个走进那间洗手间的人都会成为受害者。她也意识到任何人独自去酒吧都是可以的。她只是在错误的时间点出现在了错误的场所,但这并不意味着她做了什么错事,她也不需要为自己感到羞耻。

比起抹去记忆,专门治疗创伤的心理治疗师会和幸存者一起努力去了解到底发生了什么,帮助幸存者改变他们对创伤记忆的看法从而让幸存者因为自己存活了下来而心存感恩,同时让他们识别出他们想要去改变的事情。创伤事件已经发生且无法改变,但是他们可以改变对自身的看法以及自身对于创伤记忆的反应。

那些试图改变创伤记忆存储方式的研究有什么成果呢?

一些研究人员正在研究如何改变创伤记忆的存储方式,方法是让幸存者在创伤事件发生后立即服用某些药物。这个想法来源于幸存者想要抹去创伤记忆的愿望以及一些动物(如老鼠)研究(这些研究表明,某些药物可以有效地阻止动物对"恐惧"的学习)。到目前为止,这些药物还没有在人类身上进行过测试,这是因为:第一,药物需要在创伤事件发生后的一小时内服用;第二,大部分用于动物研究的药物对于人类来说都是有毒的;第三,人类学习创伤的过程非常复杂;第四,当危险的事情发生在我们身上时,我们本就应该去记住它,这样我们才可以从中获取经验。

如果幸存者不想忘记创伤经历的话会怎么样呢?

对于某些幸存者来说,改变他们对创伤事件的看法或者抹去创伤记忆,会让他们忘记那些同他们一起经历了创伤事件的人。退役军人常常会讲述那些失去生命或者得以幸存的战友的事迹。对于他们来说,这一部分记忆是积极的,能够让他们对于自己以及战友的工作产生认同感。他们会害怕万一有一天他们对于创伤事件不再感到悲伤的话,他们可能就要忘记自己非常在乎的人——那些曾一起并肩战斗的兄弟姐妹了。在这种情况下,心理治疗师会针对幸存者进行专门治疗,治疗仅仅是降低他们对消极情绪的敏感度,减轻那些与创伤经历相关的悲伤和痛苦,但并不会抹去相关记忆。我们知道对于这些幸存者来说,哪怕他们努力去忘记他们的战友,他们也是无法做到的,而且我们也不会要求他们去忘记。通过这种方式,幸存者会更好地记住他们珍惜的人,并且仍然能够从他们经历过的创伤事件中看到正面的、积极的东西。当幸存者从另一个角度看待创伤事件,意识到如果当时情况逆转,他们也会希望他们的朋友能够继续拥有美好的生活而不是被所发生的事件伤害时,这对于幸存者来说会有很大的帮助。生命是珍贵的,幸存者的朋友也会希望幸存者能够圆满地生活。

那些觉得创伤记忆正在消耗他们生命的幸存者是怎样的状况呢?

还有些幸存者会觉得创伤事件重塑了他们,使他们成了现在的自己。他们并不是想失去自我意识,只是不想自己在想起创伤事件的时候,整个人都被与创伤事件有关的记忆所控制。对于这些幸存者来说,心理治疗师可以将治疗的重点放在对记忆的加工上,探讨对记忆的加工是如何让幸存者以一种新的方式去重新回顾记忆的。一旦与记忆相关的悲痛情绪得以缓解,幸存者就可以重新回顾和思考创伤事件发生时自己到底都经历了什么,自己做了什么,没做过什么,是什么因素导致了自己当时的决定,是什么背景导致了事件的发生;幸存者还可以弄清楚自己想要从创伤事件中获得什么,以及想要如何改变自己看待、思考创伤事件的方式(简单来说就是,有关创伤事件,自己想要丢弃的是什么)。这样做会使幸存者对创伤事件本身、事件的背景都有更完整、更深入的了解,并且能使幸存者更好地理解创伤事件发生时的自己以及现在的自己。这是在将创伤事件整合进幸存者的经历和自我认知,在此间寻求一种平衡,而不是在用创伤事件给幸存者下定义。

我们在乘坐飞机时会听到自我保护的建议

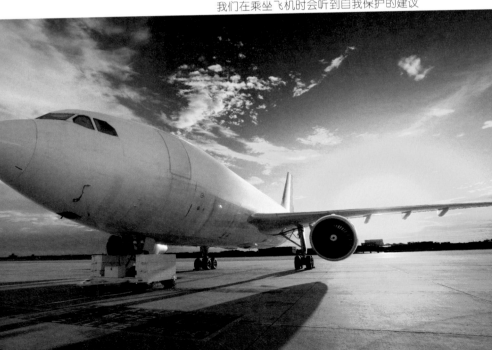

有什么帮助他人处理创伤的好建议吗？

我们每次在坐飞机时都会听到自我保护的建议：如果舱内的氧气面罩掉落，需要先将自己的面罩戴上再去帮助他人。人们往往在帮助他人时忽略了自身的需求。特别是在创伤事件发生后，如果他人的需求非常强烈的话，有些人可能会一直想要去帮助他人。我们通常会在大规模的自然灾害后看到这样的场景：医护人员在面对大量的医护需求时会两班倒、三班倒甚至是四班倒地去照顾他人，最终往往导致自己筋疲力尽。如果我们让自己疲惫不堪的话，我们就无法继续帮助他人了。照顾自己永远都是最重要，也是十分正当的。我们这样做并不是自私，我们只是保持理性，对自己也对他人负责。

2 我们可以向创伤幸存者提供哪些帮助?

马斯洛需要层次论能够帮助我们去理解应该怎样帮助经历过创伤事件的幸存者。人类的生理需要包含食物、水、温暖和睡眠等。紧跟着生理需要的是安全需要,即我们需要自己是安全的、受保护的。在马斯洛的思维体系里,一旦生理需要和安全需要得到满足,心理需要就会随之而来。心理需要包括归属和爱的需要,这些需要通过亲密关系和朋友来满足。接下来是尊重需要,通过威望和成就感来满足。只有当我们的生理需要、安全需要、心理需要以及尊重需要都得

马斯洛需要层次论

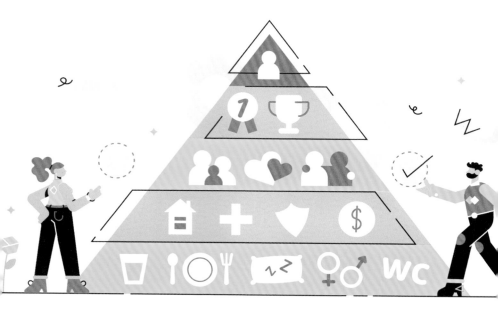

到满足时，我们才会去考虑马斯洛需要层次论的顶层：自我
实现需要。这就是马斯洛所说的自我实现，或者是充分发挥
一个人一生的所有潜力。

　　帮助创伤幸存者的第一步是要确保他们得到良好的身体
上的照料，并获得必要的资源。这包括提供给他们食物、水、温
暖、住房以及医疗服务等。接下来是为他们提供精神上的支
持，这将发挥重要作用。人们总是倾向于责怪自己，哪怕事情
根本不受自己控制，创伤幸存者更是如此。所以，对于创伤幸
存者来说，让他们感觉到有人站在他们那边，并且不会因为发
生的事而责怪他们，这一点非常重要。我们能够帮助创伤幸存
者的最重要的事情之一就是给予他们一个能够在情感上好好
处理创伤事件的机会。同时，给予他们足够的空间去谈起创伤
事件也很重要。另外，根据所经历的创伤的类型，不同的幸存
者可能会有不同的需求。在这一章里，我们会通过观察性侵
犯、人际暴力、儿童虐待、自然灾害等创伤事件的幸存者，以及
那些为了保护他人而挺身而出的人（如一线救护人员以及退役
军人）来深入了解创伤幸存者的需求。

在遭受性侵犯后受害者需要立即做什么？

报警

尽管许多性侵犯受害者非常犹豫要不要把发生的事情告诉别人，但性侵犯本身就是一种犯罪行为，任何人遭遇性侵犯后，都应该报警。警察可以收集信息和证据以增加施暴者被抓住以及被起诉的概率。如果是熟人作案，受害者会更加犹豫到底要不要联系执法部门。但是哪怕受害者当时不想起诉，我们仍建议他们报警并让警察收集证据，以便他们日后有更多的选择余地。我们见过很多受害者后期改变了想法，但是由于当时没有报警收集物证，也没有现场报告，起诉就变得非常困难。如果性侵犯事件发生在大学校园里，也应该告知学校领导和校园警察。如果施暴者是学生，除了法律处罚以外，学校也可能会对其采取惩罚措施，例如将其开除等。

在警察或医护人员来到之前，陪着性侵犯受害者一起等待会有极大帮助。受害者可能会感到震惊、难过、身体疼痛，甚至觉得发生的一切都很不真实。在你触碰他们之前最好先征得他们的同意，因为这时他们对于肢体接触非常敏感。很多性侵犯受害者都会因为自己身上有施暴者的气味或者觉得自己很脏而有强烈的想要清洁身体的冲动，这是很正常的。这时候我们需要提醒他们不要去洗澡或做清洁，因为警察需要收集证据。他们也不能刷牙，因为他们的口腔内很有可能会留有一些线索，如果有可能的话，他们需要将口水吐进一个可密封的塑料袋里，将塑料袋密封好，并在警察到达以后将其移交给警察。尽可能不让他们喝任何东西，因为这很有可能会冲走他们口腔内的线索。虽然大部分的一线救护人员被训练得富有同理心，但是仍有一些救护人员会展现出不太友好的态度，有时候警察可能还会责怪受害者。如果遇到这样的情况，受害者就非常需要身边有人帮他们反驳，证明发生这一切并不是他们的错。

去急诊室

　　性侵犯受害者一旦脱离了紧急危险，就需要被送往急诊室。把受害者送到急诊室、报警或叫救护车是十分必要的。到了急诊室，医生会有针对性地对受害者做全面检查，包括收集与施暴者有关的证据等。这一过程对于受害者来说可能非常艰难，也可能会对其造成二次创伤。针对受害者的检查包括内检（医生通常会大声地报告检查结果），如果施暴者是男性的话，医生会使用一个黑色小灯检查受害者的阴道、肛门和口腔以收集精液样本。医生还会梳理受害者隐私部位的毛发以找出施暴者的毛发并收集起来作为证据。急诊室的工作人员会对受害者进行拍照，通常这些拍摄都会涉及性器官和乳房。受害者的衣服也会作为证据被保留，所以他们会穿着陌生的衣服回家。如果当晚他们碰巧穿了自己最喜欢的衣服，或者在受到性侵犯时穿了自己最舒适的牛仔裤，那么很可惜，这些衣服都

性侵犯受害者一旦脱离了紧急危险，就需要被送往急诊室

会被要求上交。这对于受害者来说是非常不人道的,特别是在他们刚刚经历了一次非常可怕的性侵犯事件的情况下。

很多急诊室都有专门针对性侵犯受害者进行检查的护士,称为性侵犯护理检验师(sexual assault nurse examiner,SANE)。SANE 是指接受过专业教育,对于遭受过性侵犯或者性虐待的受害者有着法医护理临床经验的注册护士。一些急诊室还为性侵犯受害者设置了有着更高隐秘性的特殊区域,并且配有受过特殊训练的工作人员,例如 SANE。

不幸的是,受害者可能会在急诊室待上好几个小时。如果有需要做扫描、缝合的身体损伤,他们需要待的时间会更长。对于一些受害者来说,在急诊室的那段时间就好似被侵犯时间的延长。然而,清理伤口、收集证据以及记录案件都是十分必要的。这个时候来自朋友或者家人的关心和问候可以起到很大的作用。

如果责怪性侵犯受害者会怎么样?

对于性侵犯受害者来说,最重要的事情之一就是听到有人告诉他们发生的一切都不是他们的错。如果施暴者是熟人,或者受害者是性工作者,受害者可能会听到一线救护人员、同事或熟人无情的评论。虽然性工作者同意与客户进行性交易以换取钱财,但是在本书前言中我们就提到过,性侵犯的本质是一种以性为武器的犯罪。只要受害者没有同意发生性行为,那就是性侵犯。不能因为受害者在性侵犯行为发生之前有可能同意与施暴者发生性行为,就认为他们同意自己被侵犯。在熟人作案的性侵犯事件中,受害者可能愿意接受接吻、抚摸或者其他的亲密行为,但如果他们没有表示同意发生性行为,那也是性侵犯。甚至如果某人一开始同意发生性行为,但是他改变了想法后另一方还是坚持要与他发生性行为的话,这也算是性侵犯。某人穿着非常性感,这并不代表他愿意在未经准许的情况下与他人发生性行为。他没有在"邀请"谁,他那样穿只是为了让自己更有魅力。最近有一个用来保护性侵犯受害者的宣传广告:"这只是一种穿着方式,并不是一份邀请函。"

哪怕某人做错了事情或者做出了错误的决定,伤害他或者强行拿走他的东西也是不合法的。很多时候,我们都是在知道了事情是如何发生的之后才明白自己当时的判断是错的。所以有一点非常重要,也需要我们记住,那就是在事情发生时,我们只能接收到当时已有的信息,而无法提前预知在那之后的信息。当今社会,只有当某人是为了保护自己而必须采取正当防卫时,他才有伤害其他人的权利。我们每天都可能会在判断上犯错,这些错误小到想扔垃圾却错过了垃圾桶,大到开车时压线。即使受害者因判断失误而使自己暴露在了危险之中,例如上了他人的车,喝了太多的酒等,这也不能成为施暴者对其实施性侵犯的理由。我们可以同意和他人一起分享我们的三明治,但如果有人未经我们同意拿走了我们一半的三明治,那就是偷窃或者抢劫。我们可以随时改变是否想要与他人发生性行为的想法,甚至在发生性行为的过程中也可以改变想法,并且这些想法都应该得到尊重。如果没有得到尊重,那就是受到了性侵犯。重要的是,要向受害者传达这样的态度,并纠正他们周围那些责怪他们的人的态度。受害者通常已经足够自责了,他们不需要任何人再去强化他们的自责感。

在急诊室的那一晚,辛西娅获得了哪些支持?

辛西娅

我们在第 1 章里已经讲述过辛西娅的遭遇了。

辛西娅当时非常恐惧,不敢打电话给警察,因为施暴者曾经威胁过她不许报警，并且施暴者知道她住在哪里。但是，她即使不报警也会感到十分恐惧。所以，最终辛西娅打了报警电话，电话接通后，接线员一直在和她交谈。接线员还告诉她，在她让警察进家门之前他是不会挂电话的。到达辛西娅家的警察都接受过专业训练，专门受理强奸案，他们非常细心，也富有同情心。在听了辛西娅的陈述、收集了证据，并对她家周围进行了拍照后，他们带辛西娅去了急诊室。急诊室为性侵犯受害者专门设置了一块区域，区域内配有SANE，他们都非常友善和专业。还有一名社工负责向辛西娅解释整个检查过程，并且除了她做身体检查时，其余时间，社工都一直陪着她。

从警察到辛西娅家，到她入院以及住院这段时间里，辛西娅几乎一直在哭。她的身体一直在颤抖，她感觉到自己非常紧张、脆弱、羞愧和备受侮辱。由于强奸事件发生时卧室一片黑暗，辛西娅无法提供有关施暴者的具体描述，她对此感到非常糟糕。她一直怀疑那个人可能是熟人或者她那晚在酒吧遇到的某个人，然后那个人尾随她回了家。警察和社工一直在安

慰她，向她说明她没有做错任何事情。施暴者本身就
是一个带有性犯罪目的的侵略者，他只是碰巧选中了
她而已。他们还鼓励辛西娅给某个人打电话倾诉，但
辛西娅觉得自己太过于窘迫，于是拒绝了。她无法告
诉男朋友发生了什么，因为她特别害怕，她不知道男
朋友会对这件事情做出怎样的反应，而且他们俩刚交
往不久。最后她决定打电话给她最好的朋友朱迪
（Judy），朱迪非常关心辛西娅，想去支持她，并且和她
约定在她出院后在辛西娅的家里碰面。之后朱迪陪
辛西娅在家度过了好几个夜晚，一直陪在她身边，陪
她吃饭，帮助她给房东打电话并告诉房东发生了什
么，还帮助她修好了她家里有破损的地方。

　　朱迪想要用一切辛西娅所需要的方式去支持辛
西娅，她也是那么做的，她让辛西娅坦率地说出任何
辛西娅希望她去做以及不要做的事情。朱迪询问过
辛西娅她是否想要聊聊她遭遇的事情，并表示只要她
愿意讲，自己就会一直在旁边倾听，并且不会对这件
事做任何评判，自己只是出于同理心想要陪伴她。朱
迪在辛西娅不愿意说话的时候从不逼迫她去说什么，

并且在辛西娅希望转移注意力时，及时给予了她帮助。朱迪也会十分注意自己的面部表情：她希望自己表现出的是支持和在乎，而不是同情或痛苦。如果性侵犯受害者感觉到你无法接受事件的细节或者聆听事件的过程让你太过痛苦的话，他们会马上停止，再也不愿倾诉。朱迪很善解人意地向辛西娅表示自己可以接受任何辛西娅想要倾诉的东西。朱迪还告诉辛西娅自己对于发生在辛西娅身上的一切感到非常遗憾，她说服辛西娅完全不用去自责，并且告诉辛西娅她会帮助辛西娅克服这一切。对于辛西娅来说，允许朱迪留在身边照顾自己是一个艰难的决定，但她还是很庆幸自己做出了这个选择。

什么是人际暴力？ 人际暴力受害者有哪些需求？

人际暴力指的是当双方处于一段亲密关系时，一方遭受了来自另一方的伤害。过去这被称为"虐待妇女"或者"家庭暴力"，但是任何人都有可能遭受来自他人的人际暴力。在美国，大约33.3%的女性遭受过性侵犯，大约25%的女性遭受了亲密伴侣暴力（intimate partner violence, IPV）。一个人不可能遭受自己伴侣的性侵犯，这是一种谬论。人际暴力往往会增加受害者出现心理或身体健康问题（例如抑郁、焦虑、进食障碍、PTSD、成瘾、受伤、长期疼痛甚至残疾等）的风险。尽管有关研究一直重点关注 20 多岁或 30 多岁的女性，但是 IPV 和性侵犯同样也会发生在年龄较大或较小的女性身上。所以，认识到 IPV 和性侵犯可能发生在任何人身上——不论其性别、社会经济阶层、国籍如何，也不论其受教育程度如何——是非常重要的。

　IPV 受害者需要很多资源，包括前文提到的对性侵犯受害者有用的资源，以及一些我们后文会讨论到的自然灾害幸存者所需的资源。为了避免再次受到虐待，IPV 受害者可能不得不离开他们的家、配偶或者伴侣，对于他们来说，逃跑或悄悄溜走是再正常不过的。所以，除了他们身上穿的衣服以外，他们可能什么都无法带走，有时候他们还会忘记带手机、钱和身份证。如果他们有孩子的话，他们还需要保护和照顾孩子，这时候他们需要的资源就更多了。这时去好朋友或者亲戚的家里往往并不安全，因为他们的伴侣很有可能会去那些地方找他们。很多城市都有收容所，但是收容所通常只能短期居住，而且总是拥挤嘈杂,缺乏运营资金,也不适合孩子居住。

当然,许多 IPV 受害者会因为各种各样的原因而选择不离开他们的伴侣,在这种情况下,一般不带任何个人评判的社会支持是非常重要的。评判别人是很容易的,很多人都会产生这样的想法,"如果是我的话,我不会这样将就,我一定会走",但是如果事情没有发生在自己身上,没有人能真的知道自己到底会怎么做。IPV 受害者本身就已经非常害怕,也感到非常羞愧了,他们不需要他们的朋友或者爱他们的人再来加深他们的

很多城市都有收容所

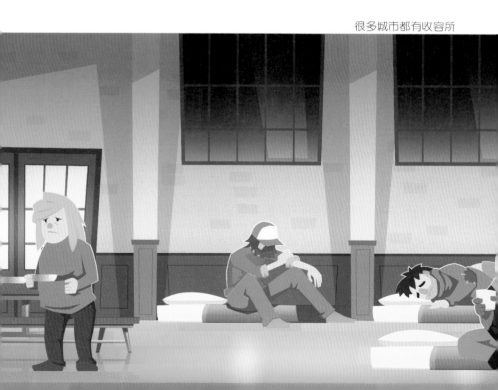

自责感。他们需要的是听到朋友以及爱他们的人对他们说"无论如何，我都会在这里陪你"以及"告诉我，我能帮你做些什么"。他们需要了解自己掌握的资源信息，这样他们就可以知道，如果他们决定离开，是有可能离开的。

IPV 受害者的处境不同，其需求也不同。他们比性侵犯受害者更犹豫要不要报警，一方面是因为害怕其伴侣会打击报复，另一方面是因为顾虑到其伴侣会被拘捕。这些不报警的受害者可能非常地爱自己的伴侣，所以每次当其伴侣说再也不会打他们的时候，他们都会选择相信，而且他们并不希望自己的伴侣惹上麻烦。对一个人爱恨交织是有可能的，毕竟人类的情感是如此复杂，生活也通常如此。IPV 受害者还有可能在经济上依赖伴侣，所以他们害怕在自己离开后，伴侣不再给自己和孩子提供资金支持。如果 IPV 受害者仍旧选择和伴侣生活在一起，那么任何有助于确保受害者安全的做法都是被提倡的。对受害者不做任何评判，富有同理心，给予受害者以社会支持（包括物质支持以及提供避难所等），这些对于受害者来说都是非常有帮助的。帮助受害者收集相关信息资源，例如，如果他们受伤了或想要离开，他们应该怎么做，以及如何获得限制令等，这也是很有价值的。

如果某人身处这种具有暴力氛围的家庭环境中,那么他需要格外注意保护自己的隐私,例如短信、邮件、手机通信录以及语音信箱等,因为施暴者很有可能会检查他的手机和电脑。通常 IPV 受害者应该避免将任何与家庭暴力有关的材料带回家,因为那样做很有可能会激怒施暴者。因此,为了帮助受害者,受害者的朋友或亲人可能需要将这些资料锁起来或者为其寻找一个秘密的可藏之地,或者允许受害者将资料(甚至是一个"逃跑专用包")藏在自己家里。美国国家家庭暴力热线(National Domestic Violence Hotline)的官网上写着这样一句警告语:"安全警告:互联网的使用可以被监控,并且上网记录不可能被完全清除。如果你担心你的互联网使用可能会被监控,请拨打国家家庭暴力热线寻求帮助。"

如果 IPV 受害者的身体受到了伤害,那么接下来他们要做的事情和前文我们提到过的类似:打电话报警以及去急诊室。甚至哪怕受害者当时不想起诉施暴者,及时得到医疗照顾和记录受伤情况(以防他们未来改变想法)也是非常重要的。最重要的是陪伴在受害者身边支持他们,让他们知道发生的一切并不是他们的错,任何人都没有权利去伤害他们或他们的孩子。此时说施暴者的坏话并不能起到有效的作用,因为这样做只会让受害者感觉更糟糕，还有可能会让他们变得不再愿意说起这件事情。IPV 受害者经常会感到极度的羞愧和内疚，甚至在某种程度上会怀疑遭受暴力侵害是他们自己的错。施暴者通常会告诉受害者这就是他们的错，并说出类似"是你逼我这样做的"的话。尽管这句话明显就是错误的，但是这样的信息通常还是会被受害者记在脑海里，然后这一切就会让他们羞愧不已。

如果一个受害者做出了艰难决定——离开对他施暴的伴侣，那么离开的方式有好几种。举个例子，有的受害者一有机会就逃跑，为了活命，哪怕一丝不挂，他们也要逃离房子。这通常发生在施暴者持续施暴，且每次都变本加厉的情况下，受害者担心自己的性命不保，所以选择义无反顾地逃跑。通常，这样的选择都是对的。大部分被谋杀的女性可能都是被熟人所杀的。另一种极端的表现是受害者一直尝试着收集资源，计划着偷偷逃跑，但是因为太过于害怕被发现所以一直没有采取行动。

如果你怀疑有儿童虐待事件发生的话，你能够做些什么？

成人可以决定是否举报自己被虐待，然而，一旦知道儿童受到了虐待是一定要举报的。任何人遇到儿童虐待事件或怀疑儿童遭受了虐待时,都应该用一种友好的、关心的语气去询问儿童到底发生了什么。如果之后有必要进行进一步调查,还需要向警方报告相关情况。儿童虐待包括体罚、言语侮辱、性虐待儿童,让儿童目击暴力行为以及故意忽视儿童等行为。

如果你怀疑有儿童被虐待,或者你就是那个被虐待的儿童,应立刻联系当地的儿童保护服务中心或者执法机构,让专业人士来处理。在美国,很多州都有免费的热线电话以便人们举报可疑的儿童虐待事件。大部分州都有专门为家庭或儿童

体罚也属于儿童虐待行为的一种

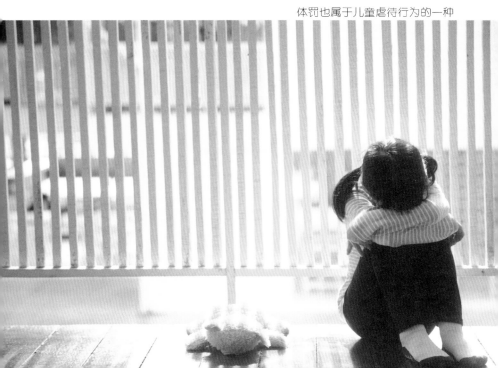

服务的部门，可以提供 24 小时举报服务。

对于成人来说，理解虐待已经非常困难了，更何况是儿童。而且，儿童常常会自责，认为自己是做错的一方。对于儿童来说，理解照顾自己的人同时也是伤害自己的人，是一件非常困难的事情。通常儿童会与施虐者发展出一种非自然的亲密关系，并且会过于依赖施虐者。所以，哪怕一个儿童非常爱一个人，这也不能代表这个人不会伤害他。

为了防止被虐待的儿童继续受伤害，我们往往需要把他们从家里带走。研究表明，在儿童的日常生活中，持续稳定地爱着他们的人可以帮助他们淡忘有关糟糕经历的记忆。请做这样的人吧！遭受虐待的儿童需要反复听到遭受虐待并不是他们的错，他们是值得被爱的，他们并不应该受到伤害。虽然儿童的复原力可以帮助他从创伤中恢复，但是在儿童时期受到虐待这件事本身可能会让他们拥有截然不同的未来。当一个儿童被从家里带走并被送去社会福利机构时，他将走上一条非常艰难的道路。大部分的收养家庭都很好，非常关心孩子。但是也有一些人，他们收养孩子的目的并不单纯。如果是这样的话，儿童虐待现象可能会继续上演，这是非常不幸的。这样的事情会让人感到心碎，因为这些儿童会感觉自己在这个世界上孤立无援,没有人值得信任。通常,拥有这些悲观想法的儿童最后会流落街头,试图采用任何可以赚钱的方式谋生,如抢钱、贩毒或者卖淫等,而这样做通常会让他们陷入持续遭受暴力的危险之中。

满足儿童的精神需求和保障儿童的人身安全同样重要。在美国,有几个合适有效的治疗项目适合受到虐待的儿童参加,还有几个项目可供没有暴力倾向的家长或者儿童监护人参加。我们会在第 5 章中继续讨论有关儿童创伤的内容。

自然灾害幸存者有哪些需求?

仅在过去的几年里,我们就见到过许多破坏力极强的自然灾害,如地震、飓风、龙卷风、洪水,还有森林火灾。自然灾害会涉及大面积的区域,造成极大的破坏,有的时候可以影响到数百万人。还记得马斯洛需要层次论吗? 自然灾害幸存者需要安全温暖的住所、衣服、食物和水,以及远离伤害。在美国,有许多社会服务机构,例如美国红十字会(American Red Cross)等,参与自然灾害的救济。一旦美国的某个州宣布进入紧急状态,美国国民警卫队(National Guard)也会被派去救援。

为自然灾害幸存者提供帮助通常有一定的困难，这是因为除了有很多人同时受到了灾害的影响外，大部分的社区资源也受到了影响，例如停电、水资源受到污染、道路被封锁以及基础设施倒塌等。在自然灾害发生前就有身体疾病或者精神疾病的幸存者在这个时候处于更加危险的状态，因为他们是在身体非常虚弱的状态下遇到了灾害。在灾害发生后，幸存者可能会被要求快速撤离，甚至来不及带上他们的药物或者能够给他们提供心理或者生理帮助的物资。应对灾区的混乱局面对每个人来说都很不容易。想象一下，在那种情况下，哪怕是内心的一丝脆弱和敏感都可能会令人"无法呼吸"，幸存者很有可能会觉得无法与现实世界产生联结，从而丧失了所有的应对能力。在医院或者其他医疗机构中，"分诊"是指根据患者病情的轻重缓急对患者进行分类。在灾区也有情感急救和分诊。那些看上去明显在颤抖或者明显很痛苦的幸存者会被优先接诊，并被妥善安顿。对于那些患有已知疾病的幸存者（例如明确自己有严重的心理健康问题的幸存者），救援人员会保证他们的需求被满足，包括提供处方药以及将他们送往安全的环境等。

在灾害中痛失所爱或倾家荡产的幸存者受到的打击可能是毁灭性的。对于他们来说，就如我们前文反复提到的那样，在满足其物质需求之后,提供社会支持也是非常重要的。

哪些人属于一线救护人员? 他们有哪些需求?

一线救护人员包括警察、消防员、紧急医疗救护技术员(emergency medical technician,EMT)和其他应急救援人员。他们中包括有偿职业者和志愿者,他们所有人都见证了灾难的发生。在我们所有人都逃往安全的地方时,他们却迎面走向了

消防员

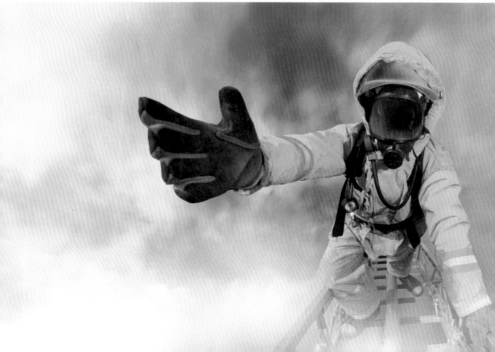

危险。每当灾难发生时,他们都会出现,他们目睹了暴力、伤害、邪恶、死亡、毁灭和绝望,并且仍将目睹无数次。尽管他们像军人(下文会进一步讨论)一样接受过关于如何应对这些毁灭性场景的专业训练,但他们也是人,也会遭受创伤。与军人不同,他们通常在自己生活的地方展开救援,他们很可能认识受害者,并且熟悉周围的街道和社区。举个例子,我们可能听说过,2018年秋天,在美国加利福尼亚州帕拉代斯镇发生的山火"坎普"中涌现出了许多英勇事迹。当时一些消防员全力帮助他人救火,而他们自己的家却被燃烧殆尽。

对于一线救护人员来说,照顾自己和照顾他人一样重要。我们可能听说过很多一线救护人员在值班结束后也不愿回家,他们一次又一次地连续值班以至于最后因为太过劳累而倒下了。通常他们之所以这样做是因为看到有太多事情需要去做,他们希望自己能够帮上忙。然而,照顾好自己也很重要。之前在第1章里我们就提到过,最好的例子就是乘坐飞机时的安全提醒:如果舱内的氧气面罩掉落,需要先将自己的面罩戴上再去帮助他人。自2001年9月11日恐怖分子袭击了美国的世界贸易中心大楼和五角大楼后,一线救护人员对PTSD有了更加深入的了解。如今,世界各地的警察局长和消防局长普遍对 PTSD 有了更多的了解，并且会鼓励他们的队员好好照顾自己并及时就医。

然而，现在还是有一些一线救护人员对于自己患有 PTSD 或者表现出任何"虚弱"迹象有偏见，觉得这是一种耻辱，特别是那些以自己的勇敢、力量和坚强为傲的职业人士，如职业军人。PTSD 的预警信号包含回避工作、社会隔离、酒精或药物滥用、愤怒情绪爆发，以及其他一些潜在的自残行为。一线救护人员需要的是一个在他们遇到问题时可以自由倾诉的环境，并且不用害怕自由倾诉会对自己的职业发展产生影响。我们通常会用体育比赛来打比方，即他们是受了伤的运动员，需要康复，等伤好了之后就会重新回到比赛中去。运动是一种管理压力的好方法，但是如果用它来隐藏自己的情绪或者回避问题的话就不可取了。

与遭受自然灾害的幸存者一样，一线救护人员的生理需要（如住房、安全、温暖、睡眠、食物和水等）首先需要得到满足。与其他任何创伤幸存者一样，让一线救护人员有空间和时间从情感上梳理发生在他们身上的事件是非常重要的。情感梳理的最好方式就是让幸存者在一个不带有任何主观评判的氛围里思考并且讲述发生的事件。通常谈论这些事件并不像在饭桌上谈论家长里短那么简单。因此,如果一线救护人员能够在一个充满支持的环境中工作,这是很有帮助的。在这样的环境里,他们可以与其他有着相同经历、相同感受的人一起谈论自己所经历的创伤事件和感受。如果没有这样的环境,他们就需要通过其他方式去谈论这些事件,例如去找朋友、家人或心理治疗师倾诉。对于那些热衷于帮助他人的人来说,最困难的事情之一可能是意识到他们自己也需要帮助,而不再是那个永远有能力照顾他人的闪闪发光的骑士了。

军人（包括退役军人）有哪些需求？

军人的需求与一线救护人员的需求相似。他们冒着危险保护我们,被一些人错误地认为理应英勇、坚韧,充满"男子气概",如果他们展现出一点点软弱,可能就会招致批评,但是显然这种批评行为是不应该的。现役军人首先需要其住房、安全、温暖、睡眠、食物和水等生理需要得以满足。他们还需要能够相互依靠的战友。他们会竭尽所能地去帮助战友,并被训练得能够克服自身的恐惧反应。不论经历了什么样的情况,对于他们来说,军事行动后撰写报告都是一种让他们感到自责或羞愧的经历，因为他们要在报告里汇报发生了什么以及反省错误。一旦任务中出现了差错，那一定是某个人的错。

　　和其他一些创伤幸存者一样，相较于事情的真相，退役军人更愿意相信他们所认为的发生的情况。

　　在第 1 章里我们提到过的托马斯坚信是因为自己开车导致车辆撞上了简易爆炸装置，从而导致坐在副驾驶的战友牺牲，他认为这一切悲剧都是自己的错。我们通常会鼓励退役军人反复、详尽地讲述他们的故事，即便他们确有责任，也会鼓励他们向其他人倾诉内心感受。如果退役军人在创伤事件发生后及时得以客观、详细地谈论发生了什么的话，这可以有效帮助他们在情感上处理创伤事件以避免持续受到困扰。但是如果他们一直回避创伤并感到自责的话，创伤事件很有可能会日日夜夜地折磨他们。

　　我们听说过很多值得分享的故事，例如那些聪明的美国上士或者随军心理辅导人员在某项活动结束后，会与参与其中且受到影响的士兵交谈并询问具体情况。他们了解自己的手下，能够尽早确认是否有手下遇到了困难，并且可以不加任何主观评判地鼓励手下将困难讲出来。

军人往往不愿意与普通朋友或者家人分享创伤事件的细节,因为他们认为,这样他们就能保护他们所爱的人不会像他们那样因为经历了创伤事件而感到内心沉重。此外,他们清楚地知道,对于接受过专业训练且亲身经历了创伤事件的军人来说,去真正理解发生了什么已经足够困难了,让普通人去理解那些会更加困难。他们还希望能够保护他们所爱的人免受痛苦,包括因担心他们而感到痛苦,以及因他们感到痛苦而感到痛苦。他们也可能是在回避,不愿去想或谈论到底发生了什么,他们通常也不知道这样会导致他们患上 PTSD。即便没有任何客观证据证明他们出于勇敢而做出的行为是错误的,他们也常常因为这些行为带来的不好结果而感到自责和羞愧。他们可能会觉得随着时间的推移,他们会慢慢好起来。他们可能还会觉得既然没人可以改变发生了的事情,去谈论它也就毫无意义了。

可以举一个经历过创伤事件的退役军人的例子吗?

托马斯

我们可以以托马斯为例来了解退役军人的需求

是什么。还记得在托马斯驾驶的车被简易爆炸装置炸毁后,他及他的战友被送医的故事吗?回到美国后,他在马里兰州贝塞斯达的沃尔特·里德国家军事医疗中心进行了右腿手术,并在那里完成了康复训练。他的妻子克里斯蒂娜和他们的两个孩子都前去看望了他,他们都居住在费舍尔之家——军人住院期间为军人家属提供的免费住所。在住院期间,托马斯一直希望自己的腿能够康复,然后重新回到自己的部队。当他意识到这是不可能的时候,他开始变得抑郁、易怒和孤僻。他的家人也无法理解为什么他回到祖国及家人身边,远离了危险,却感觉不到快乐。托马斯甚至从未向他的家人解释过他的责任与使命,也没有提过他想为战友报仇。

当托马斯回到自己在美国中西部的一个小镇的家后,他开始在当地的退役军人医院接受治疗。医生们对他进行了测验评估,最终诊断出托马斯患有PTSD和抑郁症。所有的退役军人医院都会提供循证护理(详见本书第4章),但是托马斯并没有准备好接受治疗。比起在医院接受治疗,他更迫切地希望能够重回自己以前的工作岗位并重新融入他的家庭和社区。幸运的是，在服役之前他曾为一位对退役军人很友善的老板工作过，而且他曾是名优秀员工，所以他重新回到了原来的工作岗位。但是，他发现新的同事和工作方式都让他感到有些不安，而且他会很容易就感到沮丧。

在家里，托马斯试图重拾他以前的生活习惯，但是他发现家里的很多情况都发生了变化。孩子们逐渐长大，他的妻子克里斯蒂娜在他服役期间也学会了所有过去经常由他做的事情，她变得非常从容和独立，这些都使得托马斯觉得他的家庭不再需要他了。他每天晚上都会独自去车库喝酒，因为喝酒能够帮助他入睡。他也经常会在半夜被噩梦惊醒，有一次他甚至因为想要逃离噩梦而从床上摔了下去。克里斯蒂娜非常担心托马斯，她想和他谈一谈并安慰他，但是他总是回避。

作为 PTSD 治疗的提供者，我们从很多退役军人那里听到了相似的故事。大多数人参军入伍是出于爱国主义和责任感。但很多人回到家时感到失落，变得易怒和孤僻，觉得自己与周围所有人都不一样,并且丢失了属于自己的纯真。学会如何再一次变成普通人并且重新适应普通人的生活方式,对于退役军人来说是非常重要的。一份有意义的工作和有意义的人际关系能够起到很大帮助。他们还需要重新锻炼身体和大脑,让自己不再总是处于"保持警惕才能活着"的意识中。大部分的退役军人都能成功适应新的生活状态并且不再需要被看护。然而,当诸如 PTSD 这样的问题对个体适应新的生活状态造成障碍时,这些问题就必须得到解决。我们将在本书的第 4 章继续讨论更多关于 PTSD 的治疗方法。

烧伤幸存者有哪些需求?

烧伤幸存者显然需要立刻接受医疗救治,但是他们还有其他特殊需求。烧伤会使人在很长一段时间里都感受到疼痛。烧伤后的治疗也是非常痛苦的,需要进行"清创术",即去除受损的身体组织和异物。根据烧伤程度的不同,有些身体部位甚至会丧失功能,从而需要进行康复治疗。烧伤后会留下伤疤,且伤疤通常会非常明显。除了身体上的疼痛外,烧伤幸存者还要处理心理创伤,他们余生可能都要带着伤疤生活,甚至可能会毁容。烧伤幸存者通常会接受止痛治疗,研究表明,这样做可以帮助降低烧伤幸存者患上 PTSD 的概率。因此,烧伤幸存者应该得到他们需要的一切必要支持,包括接受物理治疗(通常包括伤口清创)以及使用药物来缓解疼痛(而不是因使用药物止痛而感到羞愧)。烧伤幸存者需要的情感支持和其他幸存者相似:他们需要对他们的遭遇不做任何主观评判、愿意支持他们的倾听者。他们还需要在伤疤和毁容等具体问题上得到帮助。

烧伤后的治疗是极其痛苦的

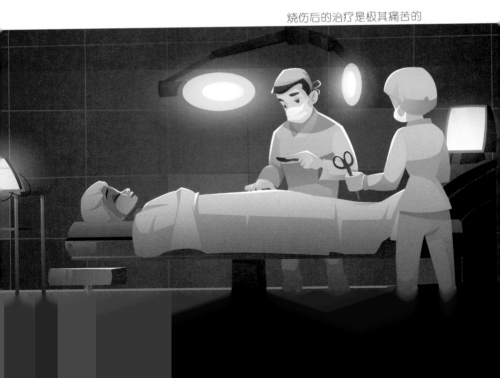

创伤幸存者的共同需求有哪些？

我们已经分别讨论了不同类型的创伤事件幸存者的特殊需求，但还有一些需求是所有创伤幸存者共有的。

情感支持

我们再怎么强调情感支持的重要性都不足为过，因为情感支持是预判哪些幸存者会罹患 PTSD 或其他持续性障碍，而哪些幸存者则不会的最重要因素之一。他人有意为之的帮助行为无法帮助幸存者完全摆脱创伤事件的影响，但是可以帮助幸存者管理这些负面影响。就如前文所说的那样，陪伴在幸存者身边、提供情感支持和不带个人感情色彩的评判都是非常重要的。对于一个幸存者来说，他收到的最珍贵的礼物就是身边有一个不会因为发生的事情而责怪他，而只是单纯地想要帮助他的人。幸存者很有可能感到悲痛欲绝。当他们失去所爱之人的时候，他们的悲痛是显而易见的，但是当他们受了重伤或者惨遭毁容时，他们也会因为丧失了纯真、安全感和之前的容貌而感到悲痛不已。

物质支持

所有创伤幸存者都首先需要其住房、安全、温暖、睡眠、食物和水等生理需要得以满足。对于一些像自然灾害或者火灾这样的特殊事件，幸存者遭受了巨大的资源损失，可能需要搬家。除了自己身上的衣服以外，他们可能一无所有。红十字会能够为创伤幸存者提供物质资源。对于犯罪案件的受害者，美国每个州提供的帮助都不太一样，许多州会对因犯罪造成的个人损失（例如医疗费用等）进行补偿。

医疗救助和资源支持

如果创伤幸存者受了伤，他们需要接受物理治疗方面的支持，如医疗护理、伤口清理和药品等。如果伤口影响到了日常生活，幸存者在痊愈前可能会需要一些物质支持，从而使他们可以维持日常生活。如果受伤导致幸存者无法工作，且他们也没有任何类似残疾保险或者收入保障之类的资源的话，他们可能还会需要经济支持。

什么话是你不能对创伤幸存者说的？

当创伤幸存者向朋友或家人倾诉的时候，以下这些话对于幸存者来说起不到任何帮助作用。例如：

（1）当一位机动车车祸幸存者在医院醒来时，如果忧心忡忡的家属说"天哪，你差点就死了"，这样的话是起不到任何帮助作用的。

如果创伤幸存者受了伤，他们需要接受物理治疗方面的支持

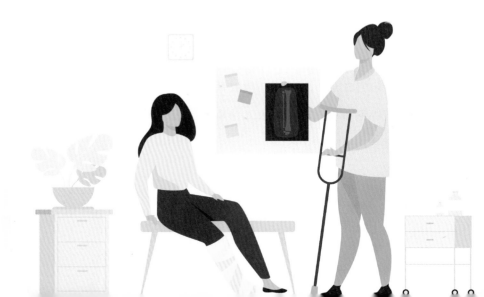

(2)当一位女性告知自己的伴侣自己遭遇了性侵犯之后，如果她的伴侣告诉她，他出于一些考虑可能不再愿意与她进行亲密接触，或者询问她到底做了什么，怎么会让这一切发生，诸如此类的话语也都是起不到任何帮助作用的。

(3)当一名儿童向自己信任的成人倾诉自己被性骚扰或者虐待的时候，成人如果对儿童说是儿童误会了施暴者或施虐者所做的事情和所说的话，那么儿童可能会误以为自己遭遇的骚扰或虐待都是合理的。

(4)对家暴受害者说既然她还没决定要离开家，说明她的情况其实也没有那么糟糕，或者说她看男人的眼光总是不准，类似这样的话也是起不到任何帮助作用的。

老话说得好：如果你说不出什么对受害者有益的好话，那就索性什么都不要说。当你不知道说什么的时候，你可以只说"我对发生在你身上的一切深感痛心"。

什么话是你永远都不应该说的？

"你一定是搞错了。"

"你做了什么？"

"事情不可能是那样的。"

"你错了。"

"你为什么不离开呢?"

"你为什么不告诉别人?"

"你活着是你运气好。"

"成人应该知道怎么做才是最好的。"

"他是个很好的人——他不可能这样对你。"

"这其实是你的错。"

"我无法认同你的看法。"

"我觉得你很脏。"

"你其实知道之后会发生这种事。"

"这是战争——你还要期待什么呢?"

"你杀过人吗?"

"听起来也没有那么糟糕。"

"可能事情也不是那么糟糕,否则你就离开了。"

"你为什么不喊救命?"

"你为什么不逃跑?"

"你为什么不反击?"

"你为什么让他这样对你?"

"我是绝对不会让他那样对我的。"

"你是个胆小鬼。"

"你必须坚强起来。"

"你有什么好烦恼的？"

"有什么关系吗？他是敌人。"

"克服它。"

什么话是可以说的？

"我对于发生在你身上的一切深感痛心。"

"对于你陷入了那样的境地，我深感痛心。"

"对于你不得不做出那么糟糕的决定，我感到非常痛心。"

"我相信你。"

"我想竭尽我所能地去帮助你。"

"这不是你的错。"

"我仍然爱你。"

"我为你感到骄傲。"

"这件事情并不会改变我对你的看法。"

"任何人身处那样的境况时都会做出和你一样的行为。"

"我无法想象自己身处那样的境况时会是什么样子。"

"不论你做过什么，你做的都是对的，因为只有那样做你现在才能在这里说出这些事情。"

"我很想帮助你，但是你可能需要先告诉我，我应该怎么做。"

"你是个很好的人，任何事情都无法改变这一点。"

"哪怕在别人眼里是好人的人也会做坏事的。"

"你这么做是为了活下来。"

"我很庆幸你活了下来。"

"任何事情都无法改变我对你的看法。"

创伤幸存者的家人有哪些需求？

有句关于军人的谚语："一人服役，全家服役。"这句话对于创伤幸存者来说也是一样的。创伤幸存者的整个家庭都会因为创伤事件而受到影响。在目睹自己所爱的人经历了创伤事件以后，我们会感觉就好像自己亲身经历过那个事件一样，也会十分痛苦。大多数父母都宁愿代替他们的孩子去经历创伤事件。我们想要保护我们爱的人并且照料他们。当他们经历了可怕的事件并且正遭受着身体和心理上的痛苦时，我们会感到非常无助。我们会对发生在他们身上的一切感到愤怒。我们通常还会责怪自己没能更好地保护他们。

创伤事件会改变创伤幸存者，我们很难知道这些深受创伤事件影响的人要如何重新融入他们的家庭。他们可能会变得更加易怒和孤僻。他们可能对于噪声、细小的动作或者气味都会产生以前没有过的强烈反应。他们可能会变得更爱哭泣，也可能会变得更依赖酒精或药物，还可能会对其他家庭成员采取过度保护措施。所有家庭成员一起组成了一个系统，当其中一位成员发生变化的时候，会影响到系统中的其他每位成员。创伤幸存者的家人常觉得自己需要"小心翼翼"，以避免让创伤幸存者感到不安。

我们想要保护我们爱的人并且照料他们

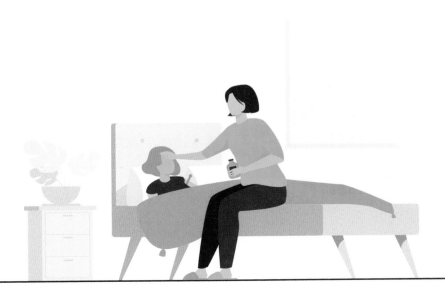

当创伤幸存者正在处理自己的情绪(例如愤怒、自责、恐惧等)时,他们可能无暇顾及其他家庭成员其实也有相同的感受。而一旦意识到自己让家人陷入了痛苦之中,幸存者可能会感到更加自责。但是家人也不需要去否认幸存者带来的影响,重要的是需要注意说话的分寸和语调。可以对幸存者说类似于这样的话:"我痛恨这样的事情发生在你身上。看到你受伤,我很伤心。但是我们都是很坚强的,我们可以一起渡过这一切难关,而且我会尽我所能去帮助你。"

创伤幸存者家人的立场一直在发挥重要作用。如果家庭功能被破坏,那么有一些特殊的服务可以提供帮助。军人家庭可以寻求许多特殊的服务。军事基地里,有经验的心理医生总是会在派遣期内询问军人的父母和孩子住在哪里,从而了解派遣对于他们的父母和孩子会有什么样的影响。性侵犯受害者的伴侣可能需要一些指导以了解如何最好地谈论创伤事件以及如何增进肢体接触和亲密接触。如果创伤幸存者在遭受创伤后变成了残疾人,这显然会影响到整个家庭。如果幸存者家人的心理和生理功能也受到了影响,他们可能需要主动寻求治疗。对于创伤幸存者的家人来说,最好的治疗方法就是看着他们所爱的人逐渐恢复并变得更加强大。通常在此之后,他们自己也会逐渐回归正常生活。

如果你遭受了创伤，你应该如何帮助自己？

　　我们都认为完成对创伤事件的情感梳理是非常重要的，"咬牙坚持"和回避思考创伤事件是无用的。走出创伤事件的过程就如同走出悲伤的过程一样，那就是，只有直面悲伤，才能走出悲伤。研究表明，写下创伤经历或者和他人谈论创伤事件都能有效减轻创伤对健康的负面影响，并且能帮助幸存者恢复并回归正常生活。但是只谈论或者只写一次是不够的——你需要反复谈论创伤事件，直到你觉得自己再也不需要去谈论它了为止，或者是反复、详尽地写下创伤事件，包括写下自己的情绪反应，直到你觉得你再也不需要书写了为止。没有人可以说出这些做法要持续到什么时候，但你必须通过谈论或者书写将所有的负面情绪宣泄出去。

　　如果你觉得你没有可以倾诉的对象，那就尝试着去找找看吧。或者你也可以尝试拨打救助热线，寻找互助小组，寻求专业人士的帮助，等等。如果你在已有的支持系统里找不到任何倾诉对象的话，那就走出你的支持系统吧。最关键的是，创伤事件带来的伤害并不会自己凭空消失。你必须要去处理创伤，不停地谈论它，并试图让自己理解它，这是帮助你处理创伤的最好方法之一。

我们在急诊室里对几个小时前经历过创伤事件的人进行了研究。我们的治疗方法就是让他们用现在时态反复说出发生在他们身上的事情，这一过程持续约 45 分钟。我们会对他们所说的话进行录音，这样他们回家后便可以反复去听。我们要求他们不要去回避那些本质上安全但可能会提醒他们有关

如果你觉得你没有可以倾诉的对象，你可以寻求专业人士的帮助

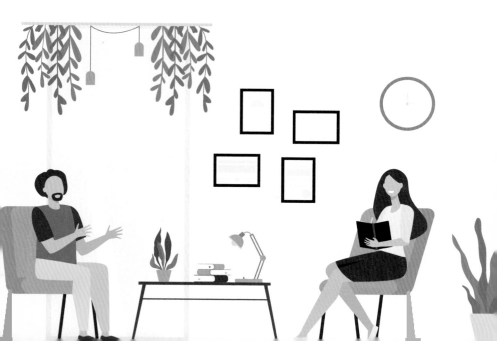

创伤事件的记忆的场合。我们教给他们一套简单的通过呼吸来放松的方法让他们去练习，提醒他们要照顾好自己，并告诉他们在接下来的日子里都要善待自己。在事件发生了 3 个月之后，接受过治疗的人患上 PTSD 的概率只有没有接受过治疗的人的一半。所以用这种治疗方法去谈论创伤事件是真的有帮助的。

许多幸存者不愿向朋友、家人甚至是专业人士谈起自己的创伤经历。因为他们不希望麻烦他人或者给他人带来痛苦，又或者他们感到过于窘迫、害怕和羞愧。试着问你自己一个问题：当你知道你的朋友或者爱人经历了一件非常可怕的事时，你会愿意陪伴他们吗？大部分人的回答会是肯定的。既然如此，也请允许他们在你受到了伤害之后来陪伴你吧。如果你愿意让他们来陪你，他们会觉得很欣慰，因为他们会觉得自己是在帮助你。

我们中的大部分人会因为他人愿意相信我们，并且向我们倾诉一些对他们来说重要的事情而感到欣慰。因为这表明他人足够相信我们并且与我们关系亲密。的确，有些人可能会让你失望，但是也有很大一部分人是不会让你失望的。在了解到有多少人真正想要为你提供帮助之后，你可能会倍感惊讶。但如果你不去尝试的话，你永远也不会知道。这对你来说是一个很好的机会，可以帮助到你，也可以让你的朋友因为可以帮助到你而感到欣慰，从而增进你们的关系。有时候最亲密的关系是在困难时期建立起来的。

不要回避那些会让你想起创伤事件的安全情景，这也可以帮助到你。举个例子，如果你曾经开车时遭遇过一场车祸，你需要做的就是重新回到事发现场，在那里再驾驶一次，并且确保自己驾驶的是事故发生时所驾驶的那辆车（如果那辆车还可以驾驶）。你需要让自己在那个会让你感到不舒服但其实很安全的地方停留，且需要确保你待的时间足够久，久到你的身体和你的大脑能意识到，那个地方并没有像事故发生时那样会对你造成相同程度的威胁。如果第一次你需要带一个朋友一起去的话，也是可以的，但是，如果你可以独自完成，就不要变得太过于依赖他人。

还有很重要的一点就是不要滥用物质。研究表明，在2001年9月11日恐怖分子袭击美国世界贸易中心大楼之后，曼哈顿居民酒精、药物和香烟的使用量明显增加，并且似乎随着以上物质的使用量日益增加，PTSD的发病率也在逐渐上升，然而事实却是，以上物质的使用量会伴随PTSD发病率的上升而增加,但并不会伴随 PTSD 发病率的降低而减少。滥用物质通常是另一种回避创伤的方式。研究表明,滥用物质会影响幸存者对于创伤事件的情感梳理。这里有一条经验可供你参考,那就是在你完成对于创伤事件及其影响的情感梳理之前,不要喝酒也不要吃药(处方药除外)。

你该如何做才能帮助创伤幸存者?

对于创伤幸存者来说,你能给予他们的最好的礼物之一就是倾听,并且对他们倾诉的事情不做任何主观评判。要让幸存者知道他们不应该被指责,你会一直陪着他们,你和他们都非常坚强,并且你会帮他们渡过难关。如果幸存者在康复的过程中或者在进行门诊预约时需要帮助,请礼貌地提供帮助。如果你无法礼貌地做这些事,那你最好什么都不要做。如果幸存者不断地碰到问题,你可以在征得他们同意的前提下帮他们寻找资源,并和他们一起讨论有哪些选择,这样做会有很大的帮助。但如果幸存者不愿意与你交流,你可以让他们知道你会一直陪着他们,并且已经准备好在他们愿意的情况下随时去帮助他们。

PTSD 患者应当如何与他们所爱之人相处？

对于创伤幸存者来说，非常重要且需要牢记在心的一点是他们所爱之人也会因他们经历了创伤事件而遭受创伤。虽然他们可能会觉得这件事并没有发生在所爱之人的身上，但是，对于他们所爱之人来说，看到或听闻他们受到严重伤害或者因为受伤处于危险之中甚至去世，确实会造成一定程度的心理创伤。这一点在美国精神病学会发布的 DSM 第五版（DSM-5）对创伤事件的描述中有所提及，所以创伤幸存者所爱之人也有可能会罹患 PTSD。DSM-5 里对于创伤事件的描述包含了"直接或间接暴露在以下这些情况下：死亡，严重的肢体创伤，性侵犯……，知晓创伤事件发生在了至亲或者密友身上，遭遇到了暴力的或者意外的死亡或死亡威胁。"即使伴侣、其他的家庭成员或者所爱之人没有罹患 PTSD，亲眼看见他们遭遇危险或者深陷困境也是非常痛苦的。许多 PTSD 患者会感觉难以与人亲近。对于其家人和朋友来说，他们可能会感觉自己失去了一个亲人或者自己被拒绝了，这样会让亲人之间的关系变得难以维持。

在一本面向专业人士的有关强奸事件导致的PTSD的书中，一位心理学家因女儿在青少年时期曾遭遇过强奸，被邀请从一位父亲的角度来撰写这本书的开篇。他在书中描述了自己的情绪，包括愤怒、悲伤、痛苦和忧虑等。他也为自己没有保护好女儿而感到自责。他感到非常糟糕的一点是，他的女儿在强奸事件发生后没有立刻告诉他，作为一位心理学家，有无数人向他袒露心理问题，但他的女儿却无法安心地向他倾诉。他无法控制自己的愤怒，他时常感觉自己想要杀掉那个伤害他女儿的男人。他想要知道女儿是否能够真正地走出这个事件，他为女儿以及女儿的未来感到十分担忧。他在书里写道，他的恢复过程与他女儿的恢复过程完全一致：当女儿持续地感到痛苦时，他也持续地感到痛苦。而当女儿开始恢复时，他也开始恢复了。

这里还有另一个例子。

我们治疗过的一个年轻男性雅各比（Jacoby）在一次恐怖袭击中受伤。当时他正前往一个经常遭到反叛军袭击的小国家执行任务。他好几个战友都在这次爆炸和随后的枪击中丧生。当时,雅各比听到混乱的声音后立刻和其他战友一起躲入了一个房间,并且锁上了门。不幸的是,他们还是被发现了。之后,房间内的战友都被枪杀了,而雅各比因躲在了尸体之下才得以幸存。在一片混乱中,他丢失了自己的手机还有鞋子,并且在尸体下躲了 5 个多小时,与此同时,反叛军一直在外巡逻且持续枪杀他人。当雅各比能够逃离那栋建筑以后,他一个人游荡在不熟悉的街道上,东躲西藏,他不知道能信任谁来帮助他,他也不知道自己是否会再遇到反叛军。他觉得反叛军一眼就能看出他来自美国,而且一旦被反叛军发现,他一定会被枪杀。雅各比赤着脚在一堆垃圾后面藏了好几个小时,忍受着寒冷、饥饿、孤独,直到天亮枪声停止。最后是当地警察发现了雅各比,并带他去了安全的地方。

　　雅各比的父母都知道他在去往那个国家的途中受到了反叛军的袭击,但没有收到任何有关他的音讯。他们整晚无法入睡,整夜发愁并祈祷收到有关他的消息。他们不知道自己的儿子到底是生是死,或者

是否正流着血躺在街头，急需救援。当他们知道雅各
比没事的时候，他们觉得自己的祷告得到了回应。

雅各比回到美国后和他的父母一起住了一段时
间，并且在那段时间里寻求了治疗。因为受到袭击，
他除了患上了 PTSD 外，还会经常冲父母发火。他
说自己每次出门回家后，父母都会逼问他去了哪里并
且质疑他的决定。父母希望雅各比不管是出门在外
还是待在家里，或者在他们外出工作的时候，都能够
及时向他们报备安危。他觉得父母把他当成一个孩
子来对待了。有一次，雅各比在偶然听到他的母亲在
和朋友讲述他遇袭的事件后彻底爆发了，他对着母亲
大喊："不是发生在你身上的事情就不要去告诉
别人！"

我对雅各比解释，他的母亲确实有需要诉说的事
情并且她也需要向别人诉说，哪怕她说出的是一个与
真实情况截然不同的故事。他的父母确实没有经历
过爆炸、战火，也从未有过藏在尸体下面或藏在垃圾
堆后面的经历，但是他们经历的是，在得知自己的儿
子在世界的另一端遭遇了袭击之后，有将近 12 个小

时没有收到来自儿子的音讯。在那期间,他们无法知道自己的儿子是死了还是因受重伤正躺在街头,急需救援,他们想过最坏的可能。对于他们来说,他们也经历了一次创伤事件,他们以为自己几乎要失去自己的儿子了。当我解释完这一切后,雅各比开始理解他的父母了,并且这使得他减轻了对父母的怒火。他的父母也明白了他们不能继续如此密切地监视他,这对他们三个人来说都没有好处。

在遭受创伤后,幸存者可以对朋友或家人说些什么呢?

父母和孩子、夫妻、情侣、兄弟姐妹,以及朋友之间总是想要互相保护,这是自然而然的。保护所爱之人的想法会延伸为不希望让所爱之人听到不好的消息,或者不想告诉所爱之人任何会让他们不安的事情。所以当某人经历了创伤事件之后,他可能很难知道该如何向所爱之人倾诉,毕竟这不是所有人都愿意去交流的话题。

对于创伤幸存者来说，向他人倾诉发生在自己身上的事件非常重要，把握倾诉的分寸有时候也非常重要。我们建议幸存者向他们所爱之人倾诉足够多的信息，使所爱之人能够理解他们过去遭受了什么，现在正在遭受什么，以及他们需要什么，以便所爱之人能够提供帮助。对于幸存者来说，可以起到帮助作用的是，幸存者在向他人倾诉之前，应优先考虑下自己想要或者需要在何种程度上倾诉创伤事件的细节。这也需要幸存者去思考此时向他人倾诉创伤事件细节的目的是什么。

经历创伤事件后，一个人可能很难知道该如何向所爱之人倾诉

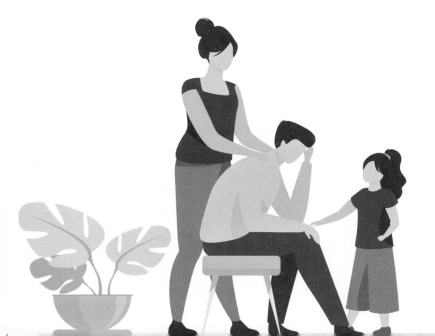

在何种程度上向倾听者（如朋友或家人）倾诉创伤事件的细节，取决于倾听者是谁以及幸存者与倾听者之间的关系如何。我们认为，当倾听者想要提供帮助时，幸存者可以反复地向倾听者坦露创伤事件的所有细节，对于幸存者来说，这样做可以帮助他们更好地进行信息加工，从而更好地理解发生了什么。一些幸存者喜欢向专业的心理治疗师倾诉创伤事件的细节，然而也有一些幸存者喜欢向自己的家人、朋友或个人社交圈子里的其他人倾诉。我们都知道回避思考以及拒绝谈论创伤事件会导致 PTSD 症状加重，所以我们鼓励幸存者去倾诉。然而，我们也意识到，并不是所有倾听者都可以承受这样的倾诉。如果创伤事件中的某些细节让倾听者觉得难以承受，倾听者可能会产生较为剧烈的不适反应，这时幸存者和倾听者的位置可能就会对调，变成需要幸存者去帮助和支持倾听者了。如果倾听者感觉自己似乎被听到的创伤事件的细节所困扰的话，他们可能会需要为自己寻求专业的帮助。如果幸存者倾诉完创伤经历后得到了负面回应，例如，他们感觉自己使朋友或家人变得不知所措或者开始对自己说出的事情感到后悔，那么这很有可能会让他们变得无法再信任他人，从而无法再向他人倾诉创伤事件了。

可以说，幸存者可以告诉朋友或家人多少细节，这取决于朋友或家人的承受能力。有时候，对于幸存者来说，最好的方法是慢慢地从一些梗概说起，以此来看看朋友或家人的反应。对于朋友或家人来说，他们在听到自己所爱的人，即幸存者，经历的事情之后毫无反应或者丝毫不感到难过，这是不现实的，所以幸存者要预判到朋友或家人会有难过等反应，并允许他们表现出这样的反应。如果倾听者碰巧是幸存者觉得可以给自己提供帮助的朋友或家人，接下来幸存者可以向其倾诉更多的细节。

如果幸存者无法确认朋友或家人的承受能力到底如何，最好的解决方式可能是优先告诉一位专业的心理治疗师，并且与之商量自己可以对谁倾诉以及可以倾诉哪些细节。专业的心理治疗师可以帮助幸存者组织语言框架，例如他们会根据幸存者所希望得到的回应来帮助组织叙述内容。在对朋友或家人倾诉时，以下这些话可供幸存者参考：

（1）"我想要告诉你到底发生了什么，但是我还没有准备好回答任何问题。所以你能不能什么都不要说，就只是让我说完我想说的？拜托了。"

（2）"我想要告诉你到底发生了什么，但是我不确定你想要听多少内容。我会从一些梗概开始讲起,如果你想要知道更多细节的话,你可以问我。"

（3）"我想要告诉你到底发生了什么,但是我知道我肯定会哭。如果我哭的话,请你不要感到难过。"

（4）"我会尊重你的感受与决定,如果你不想再听了或者不想听到某些细节的话,你就告诉我。"

（5）"我想要告诉你到底发生了什么,但是我还没有准备好让除你之外的其他人知道这些事情,所以我需要你向我保证,你会对所有听到的内容保密。"

（6）"我想要告诉你到底发生了什么,但是我觉得你可能会对此感到生气、害怕或担忧。在我和你交谈的时候,拜托你不要产生过于强烈的反应。"

这些仅仅是示例。关键点在于幸存者要让朋友或家人知道他们需要什么,不需要什么。

我们可能听某些退役军人说起过,他们不希望自己的朋友或家人像他们一样变得内心沉重,所以他们希望保护自己的朋友或家人,避免让朋友或家人听到任何血腥或者黑暗的细节。

这样的退役军人通常会非常犹豫是否要向他人倾诉创伤

事件的细节，特别是倾诉他们的杀人经历。如果他们曾杀害平民、妇女或者儿童的话，就更难对他人说出口了。性侵犯受害者通常也会害怕向他人倾诉施暴者对他们做或者逼迫他们做的事情的细节，例如迫使他们亲口说出自己很喜欢施暴者之类的话。儿童性虐待事件的受害者可能会怀揣这个秘密很多年，直到长大成人后，他们可能还会相信当时施暴者说过的话，比如这一切都是他们自己的错，或者如果他们把这件事告诉家人的话，施暴者也会去伤害他们的家人。人际暴力受害者通常会感到过于羞愧和自责，并且觉得自己是自作自受，甚至无法想象他人其实并不会责怪自己。创伤事件的幸存者不希望他人用他们看待自己的眼光看待他们，他们也不希望他人看轻自己。

这就是为什么幸存者告诉关爱自己的人到底发生了什么是很重要的。正如我们在本书中反复提到的那样，朋友或家人给予的不加任何主观评判的支持能够提供很大的帮助。如果一位父亲对自己的儿子说自己就是一名退役军人，自己可以理解儿子身上发生过的所有事情以及战争的背景，并且了解儿子是一个怎样的人，他会因为儿子曾面临生死抉择而感到难过，但是同时也会因为儿子做了需要去做的事情从而保住了战友的性命而感到自豪和高兴，可以预料，得到这样的理解与支持会让这位儿子感到多么温暖与愉快。

如果一位母亲可以在女儿遭受性侵犯后告诉女儿，无论施暴者说过什么，这一切都不是女儿的错，这会产生很大的帮助。如果一个姐姐可以告诉她遭受家庭暴力的妹妹，这一切都不是她的错，并且自己愿意尽可能帮助妹妹，这可以在很大程度上帮助妹妹从自我羞愧中走出来。当有幸存者向自己最好的朋友吐露，自己小时候受到一位德高望重的人的性侵犯，并为此感到自己变得和别人不一样的时候，他可以从朋友那里得到自己想要的支持，并且可能会听到以下这些话：儿童是无法对性行为表达主观同意意愿的，感觉到自己变得和别人不一样了，这正是那个人故意为之而造成的。这件事并不会改变朋友对这位幸存者的看法，相反朋友还会觉得，能够存活下来，并且独自一人背负着这个秘密长大，这位幸存者该是多么的坚强。

运动能够起到帮助作用吗？

运动，特别是定期的有氧运动，与抗抑郁药物一样，可以有效减轻轻度抑郁。虽然运动不是治疗 PTSD 的方法，但是它能有效减缓压力、增强体力、维持身体健康，通常还能改善情绪。2018 年，美国卫生与公众服务部发布的《美国人群身体活动指南（第 2 版）》（*Physical Activity Guidelines for Americans*, 2nd *edition*）建议，成人每周应该完成 150 分钟到 300 分钟中等强度的有氧运动，或者一周内完成 75 分钟到 150 分钟高等强度的有氧运动，或者完成等效的中等强度和高等强度组合的有氧运动。成人还应该每周内选择两天或者两天以上进行增强肌肉力量的训练。无论依据哪份指南，我们都建议适当运动。户外运动时，除了可以享受运动本身的好处外，人们还可以享受大自然的提神效果。

运动可有效减轻轻度抑郁

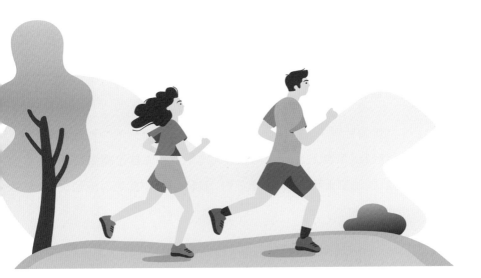

有哪些面向创伤幸存者的不同于临床治疗的服务？

在本书第 4 章，我们会继续讨论那些对 PTSD 有效的治疗方法。很多面向幸存者的服务可能并不是治疗方法。在美国，强奸危机处理中心（Rape Crisis Center，RCC）可能会提供互助小组活动。互助小组非常重要，但它本身不是一种治疗方法。对于那些现役军人来说，军事管理单位可能会提供一些服务。这些服务中有的是治疗方法，有的不是。军医、军士长的慰问，以及家庭服务都很有用，但这些也不是治疗方法。大部分的退役军人中心以及退役军人医院会提供治疗方法以及其他一些有帮助的服务项目，但是这些项目本身也不属于治疗方法。一些机构也会提供有用的精神支持，但是同样，这些精神支持也不属于治疗方法。

创伤幸存者是否需要为接受治疗做好准备？

作为针对创伤幸存者开展了 20 年以上研究的心理健康专家，我们认为当 PTSD 患者出现在诊疗室，说自己需要帮助的时候，就说明他们"做好准备"了。我们的工作就是对他们进行一次全面的评估，并且用最快的速度制定最适合他们的治疗方案。PTSD是一种伴有回避行为的疾病，任何阻碍或者护理的延迟都会导致患者回到熟悉的回避模式中去。评估旨在了解他们是如何患上PTSD的，他们的生活背景，以及其他可能导致他们罹患PTSD或与治疗有关的因素。一旦我们知道幸存者出现了PTSD症状并且PTSD是首要关注和治疗的问题（这种情况指的是幸存者并不是立马要自杀或者并没有过度使用药物以使他们的身体健康陷入危机），我们会使用专门针对PTSD的有效治疗方法（心理治疗或者药物治疗）对其开展治疗。我们希望从一开始就为幸存者提供一个安全且不带任何主观评判的环境，从而使他们可以坦露他们最痛苦的记忆以及面临的最大问题是什么。

对于那些没有治疗过PTSD患者或者没有使用有效治疗方法（如延长暴露疗法和认知加工疗法）的治疗提供者来说，他们可能倾向于等待幸存者亲口说出自己已经准备好了或者一直等到幸存者的生活中不再出现其他任何危机为止。对于大部分创伤幸存者来说，他们的情绪都是非常强烈的。这也是PTSD症状的一部分。另外，PTSD患者的生活可能会非常混乱，因为他们周围的人很有可能就会激发出他们的PTSD症状。对于很多幸存者来说，患有PTSD其实加剧了创伤经历带来的伤痛。

大部分 PTSD 患者都经历过多次创伤事件。有些创伤事件甚至是在幸存者患上 PTSD 之后发生的。举个例子，患有 PTSD 会对幸存者的工作能力产生负面影响，并且很可能最终导致他们生活在一个犯罪率较高的地区。实际上，如果治疗提供者只是等待着幸存者自己"准备就绪"，这很可能会导致幸存者错失有效的 PTSD 治疗方案。但如果治疗提供者能和幸存者快速合作，且双方都持续关注病情（例如 PTSD 或者抑郁症），那么他们之间就会建立起工作同盟，这样治疗提供者就可以在幸存者接受治疗的积极性被调动到最高的时候，立刻展开治疗。一旦幸存者参与到有效的治疗中并且体会到了治疗的好处，他们就会更加愿意继续接受治疗，从而因接受到足够治疗而使得病情得以改善。另外，有些幸存者在真正坚持接受治疗前可能会需要多次尝试，意识到这一模式时，应确保有需要者能够快速获得治疗，这样就可以创造出一个良好的环境，使得大部分有需要者获得有效的治疗。

如前文所说，PTSD 是一种伴有回避行为的疾病。因此，PTSD 患者都倾向于回避任何与创伤事件有关的提示物或者回避谈论创伤事件，也有可能会回避治疗。大部分的心理治疗需要每周进行一次。这样就导致 PTSD 患者有着很大的概率会中途放弃治疗,并且在两次治疗间隔期间重新进入回避状态。在本书的第 4 章里,我们会继续讨论一些用于治疗 PTSD 的典型方案,这些方案可以有效帮助 PTSD 患者克服回避行为。PTSD 患者本身是非常渴望与回避倾向做对抗的,并且他们会向朋友、家人或者专业人士寻求帮助,例如他们会说:"我觉得我不想再谈起这件事了,但是我知道我必须要说出来,所以千万不要让我放弃挣扎。"

PTSD患者有可能会回避治疗

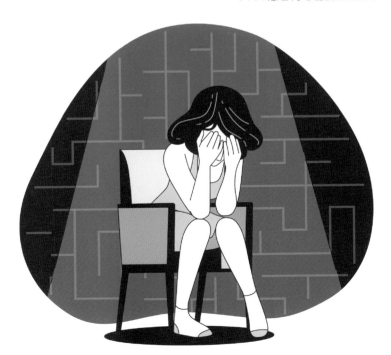

创伤事件发生多久后幸存者应该去寻求帮助？

　　只有在创伤事件发生了至少一个月以后，幸存者仍旧出现PTSD症状的情况下，其才会被诊断为患有 PTSD。因此，幸存者至少需要等到创伤事件发生了一个月之后，并且确诊了PTSD才可以接受 PTSD 的"正式"治疗。然而，我们一直都在强调谈论、思考、写下创伤事件，以及获取情感支持的重要性，因为这些都是在创伤事件发生后可以很快起到帮助的方法。

露西娅在急诊室时接受了什么类型的早期干预？

　　当我们正在进行一场有关用早期干预来阻止幸存者罹患 PTSD 的实验的时候，露西娅碰巧被送到急诊室，因此我们的研究团队与她进行了交流并且询问她是否愿意参加这个实验。当她的丈夫尼克听说参加实验可能会阻止 PTSD 发生的时候，他鼓励露西娅参加我们的实验。在我们对实验进行了详细的介绍之后，露西娅本人也同意参加实验。因此，提供干预服务的心理治疗师询问了她一些初步的问题，她在同意参加实验的文件上正式签了字。

在车祸发生了大约 3 个小时之后，露西娅开始接受干预前的评估。她讲述了自己先前的创伤经历，其中包括受到一个陌生人和前男友的非性相关的侵犯经历。她目前的创伤严重程度被评为"濒临死亡"，创伤后的解离状态（感觉与世界脱节以及觉得所有的事情都不真实）被评为"轻微"。露西娅在回忆那场将自己带进急诊室的车祸时，觉得自己感受到的无助、恐惧、害怕是最为剧烈的。她谈到自己现在有轻微的抑郁症状。但是不论是她之前的创伤经历还是现有的抑郁表现，都没有满足 PTSD 的诊断标准。

急诊室里的治疗

急诊室里所用的治疗方法在前文就有提到过，那就是要求创伤幸存者反复用现在时态说出到底发生了什么，与此同时，心理治疗师会对幸存者所说的话进行录音，然后让幸存者回家后反复去听那些录音。露西娅的心理治疗师让她从第一次创伤事件开始进行叙述，并且要求她用现在时态去描述所有发生的事情，包括她感觉到、听到、嗅到的一切以及她所有的想法。在急诊室里，露西娅对于自己经历的创伤事件进行了三次重复的叙述，总共花了 44 分钟。整个叙述过程中的数据表明，从露西娅暴露于创伤事件之前到完成暴露之后（指的是从她第一次开始叙述创伤事件到最后一次完成叙述），她的主观痛苦情绪有了明显的改善，该测量使用的是从 0 到 100 的测量尺度，0 指的是没有痛苦，100 指的是能够想象到的最痛苦的感觉。在治疗过程中，通过使用魔术贴将两个小的传感器固定在露西娅的两根手指上，她的皮肤电导水平（反映手掌的出汗程度）也得到了测量。每次她因回想创伤事件而使自己再次暴露于创伤事件中时，她的皮肤电导率与基线数值（直接谈论创伤事件前所检测到的数值）相比，都会上升，但是在她一次又一次地回忆创伤事件后，她的皮肤电导率峰值下降了，在治疗结束后，她的皮肤电导率甚至下降到比基线数值还要低的水平。露西娅的皮肤电导率展现出了一个非常经典的规律：在第一次叙述创伤事件的过程中，她在提到发生了什么时，语速非常快，并且此时她的皮肤电导率上升到高于基线数值的水平。第二次叙述的时候，露西娅的心理治疗师要求她放慢语速并说出事件的每个细节，所以这一次叙述花了更久的时间。第二次叙述过程中，她的皮肤电导率持续升高，但是在叙述结束时，她的皮肤电导率下降了。在第三次叙述的时候，她的皮肤电导率没有像之前那样升得那么高，而且很快就下降了，并且下降到比最开始测量到的基线数值还要低的水平。

在三次叙述都完成之后，露西娅和她的心理治疗师对于露西娅在整个叙述过程中的情绪进行了讨论。露西娅指出了一些在回忆创伤事件时，有效帮助自己应对的策略，例如当她回忆到自己躺在救护车上时，她逐渐将自己对于死亡的恐惧转化为了"得救了"和"感恩"的想法。尽管她还是会害怕自己受了重伤，并担心自己会因此瘫痪，但她也记得自己当时有动动脚趾和手指的动作，并且发现自己可以控制它们，她将其看作是好事。她还记得医护人员用舒缓的语调说的温暖话语，医护人员说他们只是担心她的脊柱会受伤,所以进行了相应的治疗,但是他们都觉得她会没事的。她同时也记得,X光结果显示自己的脊柱并未受伤,并且医护人员都说她的身体可能会酸痛几天,但是很快就会没事的。

露西娅能够用一些正面的话告诉自己,她能存活已经非常幸运,并且相信自己在经历了车祸以后一定会有好事发生,比如她会变得更加有责任感并且更加乐于照顾他人。她也为自己在车祸时并没有怀孕而感到庆幸,不然她现在还要为孩子担心。另外,尽管她对于肇事司机的做法感到非常愤怒,但是她决定将注意力都集中在那些目击者以及医护人员的帮助上。在她反复回忆创伤事件并使自己暴露于其中的时候,有关创伤事件的这部分记忆在她的脑海里变得越来越清晰。

露西娅和心理治疗师一起列出了一个行为暴露清单,这个清单需要露西娅在之后的几周里去完成。警察认为露西娅的车很有可能会被保险公司认定为"彻底损坏",所以她很有可能需要买一辆新车。同时,半挂式卡车司机的保险公司可能也会提供给她一辆租赁的汽车。由于露西娅对于自己恢复开车通勤感到十分犹豫,她和心理治疗师一起为自己制订了一项计划,露西娅同意第一次从一个不那么容易引发焦虑的暴露行为开始尝试,例如在车辆未启动的时候坐进驾驶座,然后再试着在小区周围的街道上驾驶。这个计划使得露西娅在一周内成功完成了自己驾车去往自己工作的学校。露西娅认为,做瑜伽和与家人相处是有效的自我关怀行为,并且她同意请病假,以给自己足够的时间去恢复和接受发生的事情。

后续追踪评估结果

在车祸发生一个月后,露西娅接受了心理治疗师的后续追踪评估,尽管评估中露西娅表示自己仍然有轻微的 PTSD 症状,但都没有达到 PTSD 的诊断标准。例如,她在开车时经常处于高度警惕的状态,而且变得极易受到惊吓。她在一周内可能会想起车祸好几次,并且在开车时仍旧极度紧张,尤其是在下雨天更为明显。但是反馈她手掌出汗程度的皮肤电导率表明,她的身体压力水平没有再上升。露西娅还表

示自己有轻度的抑郁症状，但并不严重，并且这和她
在车祸发生之前的感觉没有显著不同。

在车祸发生三个月后的追踪评估中，露西娅仍旧
表示自己有轻度的 PTSD 症状，尤其是在开车的时
候比较明显。但是她的症状没有达到 PTSD 的诊断
标准，并且她的轻度抑郁症状与接受治疗之前以及车
祸发生一个月时的症状相比并无显著变化。这一次
在面对与车祸有关的提示物时，她的皮肤电导率也没
有上升。露西娅说她每天开车去上班时都没有回避
那条她遭遇车祸的高速公路，也没有回避去想或者去
谈论车祸事件，并且她也清楚自己开车时的高度警戒
以及易受惊的状态都需要时间来缓解。她认为是早
期干预帮助了她，如果当初在急诊室时心理治疗师没
有鼓励她不要去回避的话，她都能想象之后自己回避
创伤经历的样子。她很喜欢那个消除内心恐惧并重塑
自我的过程，该过程使得她将觉得自己要死了或者会
受重伤的恐惧心理转换成了对于自己还活着的感激，
并且使得她将注意力放在了那些善待了她的人身上。

3　什么是 PTSD?

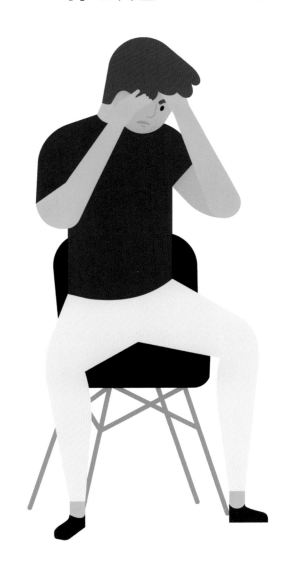

正如我们在第 2 章中谈论的,经历一次创伤事件好比经历一场伤痛。我们需要从情感上对痛苦的情绪进行加工。除了直面痛苦以外,我们别无他法。但是很多 PTSD 患者都无法直面痛苦,并且会选择回避痛苦。尽管 PTSD 的症状会因人而异,但是 PTSD 患者还是会具有一些共同的症状。

PTSD 的症状有哪些?

接下来我们会讨论四大类 PTSD 的症状,它们分别是:

(1)闯入性症状;

(2)回避症状;

(3)认知和情绪的消极改变;

(4)过度警觉(生理唤醒或生理反应发生变化)。

这四大类症状中一共包含了 20 种更详细、更具体的 PTSD 症状。

闯入性症状

当某人被过去发生的事情困扰时,他的身体可能会出现的

常见症状有噩梦、创伤记忆闪回，以及生理唤醒。这些创伤再
体验症状会让幸存者感觉创伤事件阴魂不散。它们通常会被
称为闯入性症状，因为它们都是突然涌入 PTSD 患者的脑海
中的，会影响到他们当时正在做的事。闯入性症状属于 PTSD
的第一大类症状。它们通常会让患者感觉自己快要疯了，或者
正在失控。闯入性症状会在多大程度上影响到一个人的生活
是因人而异的，甚至取决于到底是哪一部分的创伤记忆闯入了
个体的脑海，而且它们带来的影响可能每天都不一样。你可能

PTSD患者晚上可能会被过去的创伤经历所困扰

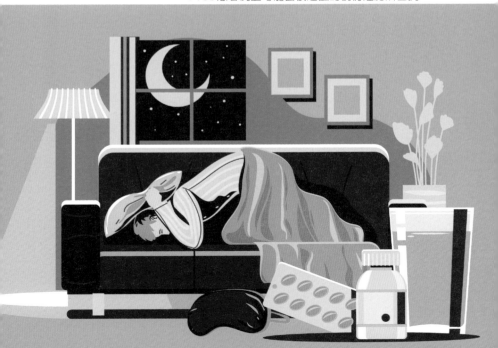

曾经听过某位退役军人因为听到汽车引擎回火的声音就倒在了地上，或者一个曾经被虐待过的儿童在一个成人抬起手，想为他抚平头发的瞬间，身体突然往后退缩。这些都是闯入性症状的典型例子。

当与创伤记忆有关的图像重新在脑海中浮现，甚至只是想起创伤事件时，幸存者所表现出的强烈情绪，或者产生的躯体反应，也属于闯入性症状。闯入性症状还包含噩梦，幸存者在做梦的时候脑海中可能会再次出现创伤记忆的片段或类似记忆。例如，性侵犯受害者可能会经常做自己被袭击或被追赶的梦，这些梦可能与现实并不完全相符，但却能导致幸存者产生相同的情绪反应。

辛西娅就做过类似的梦，她梦到自己被袭击并被推倒在地，就在她以为自己会窒息的时候，她醒了过来。这样的梦辛西娅一周至少能做 5 次，并且每次醒来时她都是一身汗，有时候她还会尖叫。大多数情况下当她醒来之后，她就无法再次入睡了。而托马斯的噩梦里几乎都有大火。他有时候梦到的是简易爆炸装置爆炸，有时候会做很正常、与创伤事件无关的梦，但最后梦里还是会出现大火，然后出现简易爆炸装

置。几乎每晚入睡时他都会辗转反侧,一周有四五次
他会因为噩梦而在半夜醒来。但托马斯发现,如果他
在惊醒后喝一杯威士忌的话,他还可以睡一会儿回笼
觉。而这个习惯导致他酗酒越来越严重,做噩梦的次
数也越来越频繁。

我们在媒体上看到的 PTSD 的案例通常是这样的:一个
创伤幸存者在面对某种创伤提示物时会脱离现实处境,从而做
出好像创伤事件又一次发生了的反应。这种 PTSD 症状叫作
闪回。闪回是指幸存者重新经历那些困扰他们的记忆,闪回发
生时幸存者会忘记自己的实际处境,并且感觉自己重新回到了
过去,即使只是片刻的感觉。这样的经历在 PTSD 患者中其
实不那么常见。另外,这样的闪回通常非常短暂,可能只持续
一两分钟,幸存者就会意识到自己已经脱离危险。虽然闪回发
生的频率很低,但是对于创伤幸存者来说,经历闪回是非常可
怕的,并且会导致他们觉得自己要疯了或要失控了一样。

在强奸事件发生一周后,当辛西娅的男朋友斯科
特(Scott)去她家时,辛西娅经历了一次闪回。她一
直在回避斯科特,直到他出现在了她家门口,问是否
可以与她谈谈。辛西娅让他进了家门,因为那晚强奸

事件发生后她再也没有与他说过话,她其实也一直对此感到非常糟糕。她很想告诉他到底发生了什么,但是她不想再哭了,所以她只是对他说自己的学校作业太多了,除了学习和工作以外她没时间做别的事情了。斯科特想要抱抱辛西娅,但是他的手臂刚碰到辛西娅,她脑海里就闪现出当时施暴者在床上压在她身上的画面。辛西娅发出一声尖叫,然后把斯科特推开了。斯科特被推得后退了一步,他看起来非常惊讶,但是辛西娅只说他该走了,她之后会再与他联系,并为这一切做出解释。斯科特看起来非常困惑和受伤,辛西娅也感觉非常糟糕,但是在那个时刻,她不觉得自己对斯科特有足够多的了解,所以无法告诉斯科特发生的一切。当强奸事件发生的时候,他们交往的时间还不到两个月,她觉得自己还没有准备好要告诉他发生的一切,她不想冒险,也不想再哭了,因为她觉得自己已经无法控制自己的情绪了。

有时候,闯入性症状也会在幸存者的身体状况上体现出来。目前没有一种血液检查或者压力测试可以用来确认一个人是否患有 PTSD。但是 PTSD 的一些症状可以通过测量身体相关信息而得到识别,例如心率、皮肤电导率,以及听觉惊跳反射(即我们在突然听到一个声音时反应多强烈)等信息。研究发现,比起那些未罹患 PTSD 的创伤幸存者来说,PTSD 患者的身体会对创伤事件的提示物做出更强烈的反应(例如心跳加速),他们需要花费更长的时间恢复平静,他们在面对相关提示物时身体的反应也会更敏感(与创伤经历只有一点点关系的事情都会导致过度反应,例如看到一个和施暴者只有一点点相似的男性)。许多其他的医学领域也会利用生物标志物来帮助

医学领域会利用生物标志物来帮助PTSD诊断

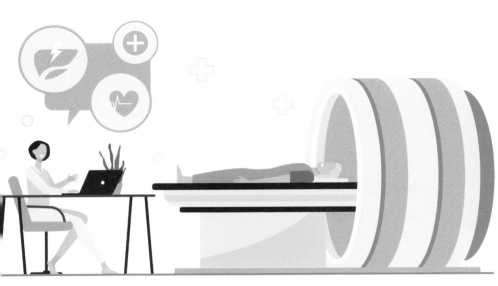

PTSD 诊断。生物标志物指的是用来检测身体内部活动的各种指标，例如体温、血液、X 光成像结果、计算机断层扫描结果以及心电图等。对于进一步的 PTSD 研究来说，找出适合的生物标志物是非常重要的一个研究领域。

回避症状

尽管有很多不同的理论讨论了 PTSD 是如何发展的，但我们可以确认的是，回避症状是阻碍患者康复的主要原因之一。回避症状属于 PTSD 症状中的第二大类症状。大部分的创伤幸存者在回到安全的地方准备进行创伤后的恢复治疗时，都会出现回避症状，一旦出现回避症状，他们就无法再回到正常的日常生活中，因为他们会觉得自己之前以为安全的情景不再安全了。回避症状夺走了幸存者的正常生活。当幸存者开始觉得自己再也无法完成重要的事情，或者无法完成正常成人能做的事情时，他们很快就会觉得自己非常失败和无能。这样的感觉反过来会助长回避症状，并且使幸存者觉得自己越来越渺小，以至于要逃避生活。不管遭受了何种创伤，回避症状一直都是诊断 PTSD 的重要症状。随着时间的推移，回避症状是促使 PTSD 症状逐渐入侵并扰乱幸存者日常生活的重要原因之一。

当托马斯退役后从医院回到家中时,他的家人都非常高兴他终于回来了。为了迎接他回家,他的家人根据负责他康复事务的医生的建议,对房子进行了大量的改造。克里斯蒂娜和他们的两个女儿,卡里(Cary)和莎拉(Sarah),看到他极为兴奋。但是面对家人以及他们的关心,托马斯感到不知所措,所以他很快就回到了自己的房间。此后,他也总是闭门不出,只有在吃饭和有足球比赛时才会走出房间。并且每当他走出房间时,他总是一副非常生气的样子,他的脸也因为长期哭泣和酗酒变得非常肿胀。克里斯蒂娜和孩子们都因为托马斯不愿再与他们相处而感到伤心和难过。为了缓和托马斯的情绪,克里斯蒂娜建议邀请一些他的战友来家里看一场季后足球比赛。托马斯同意了,但是比赛当天他只笑了一下,几乎没有和其他人交流,并且喝了过量的酒。托马斯一直在回避他的家人、战友,以及拒绝出门。这样的回避症状过于严重,他也因此变得越来越抑郁,并且他试图通过饮酒来减轻闯入性症状的做法导致他的抑郁症状愈发严重。回避与简易爆炸装置爆炸事件有关的任何记忆、人、地点，以及情景让托马斯持续陷入困境和悲伤中。

罹患 PTSD 的退役军人在情感方面的回避症状可能会比其他 PTSD 患者更加严重。他们接受过情感隔离训练——如果在战场上的话这会是一件好事，因为这样他们在战场上就不会受到强烈的情感干扰，所以他们通常选择将自己的情感锁在一个"小盒子"里并且不再打开。但是一旦回到家里，如果他们仍旧与自己的情感隔绝，这将不利于他们的生活，也不利于亲近家人和朋友，更不利于他们对创伤事件做情感加工。同样地，为了完成工作而产生的情感隔离症状也可能会发生在警察等一线救护人员身上。

认知和情绪的消极改变

第三大类 PTSD 症状为认知和情绪的消极改变。就如托马斯的例子一样，他越是回避，就越对自己以及自己处理事情的能力感到糟糕。他感到越来越抑郁，并且将自己的回避行为看作是自己有缺陷的证据。这些关于自己的负面想法就是 PTSD 症状的一种表现。创伤幸存者通常会觉得自己在创伤事件发生时的表现（不论是自己做过的还是没做过的事情）非常糟糕，并且，即使有证据证明自己表现得很好，他们也会觉得从某种程度上来说,创伤事件的发生都是自己的错。

托马斯一遍又一遍地回想自己驾驶的车辆是如何撞到那个简易爆炸装置的,并且觉得一定是自己当时太累了,导致无法集中精神,所以才没有发现那个简易爆炸装置。他因为自己没有躲开那个简易爆炸装置而觉得自己辜负了战友。另外,托马斯受伤的腿也让他觉得,在这个充满危险的世界里,自己似乎过于脆弱了。他觉得自己再也无法保护克里斯蒂娜和孩子们了,他也无法带领自己团队的成员工作了。而托马斯越觉得自己无能,就越绝望和无助。

过度警觉

最后一大类 PTSD 症状是过度警觉,即生理唤醒或生理反应发生变化。我们之前讨论过,因与创伤经历有关的提示物而被触发的生理唤醒是闯入性症状的一部分,PTSD 患者时常感觉自己处于精神紧绷的状态,觉得自己应该时刻为即将要发生的坏事做好准备。他们还经常觉得危险潜伏在每个角落,这会导致他们出现过度警觉的症状。"时刻觉得有危险"就属于过度警觉这一大类症状。

例如，PTSD 患者通常有睡眠问题。正如我们在前文中讨论过的，噩梦是闯入性症状的一种，但是很多 PTSD 患者除了做噩梦以外，通常还会有入睡困难的问题。他们通常会说自己因为害怕做噩梦所以不敢睡觉，或者因为想起了发生过的事情，大脑中浮现过多思绪而无法入睡，还有的时候只是单纯因为无法控制大脑而无法入睡。许多 PTSD 患者觉得自己入睡后会变得非常脆弱，所以他们很难让自己放松下来去睡觉。如果人们过于害怕，夜晚时间会变得非常可怕：整个房子内都是暗的，所有人都睡着了，如果这个时候有人非常警觉，他们很容易就会错误解读一些在夜晚中正常出现的噪声。他们会对一些很轻的噪声产生过度反应，会担心房子里有入侵者，并想着如何保护自己和家人，这些都会打扰他们的睡眠。

PTSD 患者想要非常清楚地了解周围环境的一切，所以他们经常检查周围环境是否安全。这种行为会发生在 PTSD 患者在家的时候，他们会不停地检查门锁或者增强家周围的安全装置的安全性。当他们出门在外时，这种过度警觉的症状也会经常出现，PTSD 患者只会去自己事先考察过的地方，以确保如有危险发生，自己可以及时采取安全措施，比如只在特定的时间，趁着人少的时候去特定的商场。

辛西娅只有在朱迪陪同下才会去超市,因为辛西娅害怕她出门后,会有人像她被强奸那晚一样尾随她回家。当她在超市的时候,她会提前留意所有摄像头的位置,并且想着如果有人接近她的话她要往哪里逃。她一直担心,那个从来没有被指认出、也没有被抓到的施暴者,在她家里或者在她冒险外出时再次接近她。

克里斯蒂娜一直认为,对于托马斯来说,离开房子,陪着她和孩子们去超市逛逛可能是件好事。但她观察到托马斯在外出时会持续地扫视周围,不允许孩子们离开自己的视线,并且会在马路的转角处左顾右盼。由于患有 PTSD,托马斯实际上是在执行警卫职责,试图保护家人。他所有这些表现都属于过度警觉的范畴。

什么是 DSM 和 ICD?

如前文所述,PTSD 的症状都被收录在美国精神病学会所出版的 DSM 之中。在美国,DSM-5 是用于诊断精神障碍的最常用的指导手册之一。DSM-5 中包含的精神障碍分类以及相关症状经历了多年的发展和修订。PTSD 在 1980 年第一次被收录在当年出版的 DSM-3 中。美国精神病学会每七年都会决定是否需要修订 DSM，如需要，会召集研究学者和专家来讨论哪些地方需要修订。需要修订的地方会交由业界进一步审核并做出反馈，最终整理完成之后才会正式发布并投入使用。随着时间的推移，PTSD 的诊断标准从 DSM-3 到 DSM-5 发生了许多变化。这些变化旨在使得 PTSD 的诊断更加精确，并且确保这些诊断标准能够真的帮助 PTSD 患者获得精准的诊断以及找到合适的治疗方法。

世界卫生组织（World Health Organization，WHO）也开发了一套可以对所有生理以及心理障碍进行分类和诊断的系统，称为《疾病和有关健康问题的国际统计分类》（*International Statistical Classification of Diseases and Related Health Problems*，ICD），经过修订，现在这个系统已经更新到了第 11 版（ICD-11）。这个系统在全球得到了广泛的使用，ICD-11 中对于 PTSD 症状的描述与 DSM-5 中的描述有着些许不同。但是，两者对于 PTSD 的主要描述是一致的，即 PTSD 代表了患者生命中一段被卡住的记忆，它与威胁生命的创伤经历有关,并通过闯入性症状和回避症状困扰着患者。

如何区分慢性悲伤和 PTSD?

走出创伤事件的过程和走出悲伤的过程很像——只有直面悲伤才能走出悲伤,创伤事件也是如此。有时候 PTSD 症状中包含了真实的悲伤,特别是当有人去世或者遭受性侵犯的时候。PTSD 患者通常会觉得那些没有遭受过创伤的人都非常天真,他们不知道这个世界有多么险恶。

悲伤是我们在失去了所爱之人后都会有的一种正常反应。对于大多数人来说,充分地体会悲伤,例如哭泣、谈论去世的人、思念去世的人等,可以使得悲伤情绪随着时间的推移而逐渐减少。我们会一直想念去世的人,虽然失去所爱之人总是悲伤的,但是悲伤是可以逐渐减少的。例如,在所爱之人去世六个月时再想起他们,我们可能就不会再哭泣,这是经历悲伤的正常模式。

有时候这个模式会被打断,尤其是当有些人不允许自己去充分体会悲伤情绪时,情况更是如此。这个模式也可能会因为环境的不允许而被打断,例如在逃离战场或灾难现场,又或者是需要照顾伤员的时候。和 PTSD 很像的一点是,如果幸存者不能适当地为逝去的人哀悼,悲伤就会加深并且困扰他们。治疗悲伤的方法与治疗 PTSD 的方法也很像,通常包括再次暴露于痛苦记忆、相关提示物中,从而使得悲伤过程可以正常进行。

特别是当创伤事件中有生命消逝时,悲伤总是伴随 PTSD 一起到来。有时候创伤幸存者在某种程度上可能不想让自己的病情好转,因为他们认为病情好转就意味着他们忘记了那些

悲伤是我们在失去了所爱之人后都会有的一种正常反应

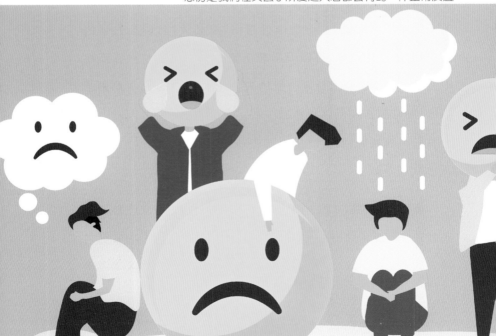

逝去的人。有时候他们会因为别人没有活下来但自己活下来了而感到内疚和自责。大部分治疗 PTSD 的心理治疗师接受过专业训练,能帮助幸存者处理这些通常被称为"幸存者有罪"的想法。在治疗中,心理治疗师会与幸存者讨论关于纪念逝去的人的重要性,但是病情持续不好转并不是一种纪念他们的方式。事实上,最好的纪念逝去的人的方式就是好好地活着。逝去的人如果还活着,他们会对幸存者说什么呢? 如果幸存者是逝去的人,他们会想对活着的人说什么呢? 幸存者会想对逝去的人说些什么呢? 在经历了这一系列的谈论后,幸存者会明白逝去的人会告诉他们要向前看,继续过他们的生活。我们也会告诉幸存者,如果他们尝试过了但还是无法忘记逝去的人的话,我们也不会强求他们去忘记。

除了 PTSD,幸存者在经历创伤事件之后可能还会出现哪些心理问题?

有些人在经历创伤事件后会患上 PTSD,然而,PTSD 并不是创伤事件对幸存者的心理健康造成的唯一负面影响。对于有些人来说,在经历创伤事件后他们可能会出现其他心理问题,且这些问题涉及的范围很广。事实上,如果没有经历创伤事件,这些心理问题可能就不会出现。对于另一些人来说,他们可能会在患上 PTSD 的同时出现其他的心理问题。

抑郁症

抑郁症是一种常见的心理问题,它可能单独出现,也可能伴随 PTSD 一起出现。抑郁症以生活中弥漫着一种压倒性的悲伤和无力感为主要特征,且这种状态在幸存者身上会持续至

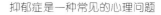

抑郁症是一种常见的心理问题

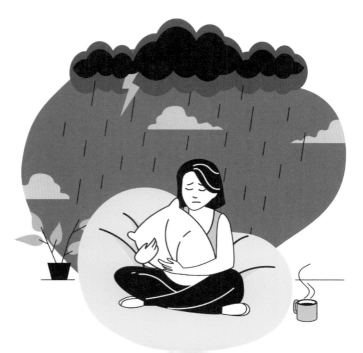

少两周的时间。抑郁症的症状包括丧失兴趣、悲伤、食欲不振或食欲激增、缺乏活力以及出现睡眠问题等。抑郁症患者通常会说自己不是睡得太多就是睡得太少，甚至完全无法入睡，而且难以参加活动或者完成任务。他们总觉得自己一无是处并且对自己失去希望。他们甚至可能想伤害自己。不过，值得欣慰的是，目前已有一些可有效治疗抑郁症的方案。例如，一些药物已被证明能够有效减轻抑郁症状，而且有几种心理治疗方法，包含认知行为疗法、行为激活疗法（behavioral activation therapy）以及人际关系疗法（interpersonal therapy）等都能够有效地减轻抑郁症状。对于一些人来说，抑郁症是他们的首要问题，这些人即使接受了有效的治疗，随着时间的推移，他们的病情还是有复发的可能。对于那些一开始接受了抑郁症治疗（药物治疗和心理治疗）且有明显好转，但是随着时间推移病情又复发的患者来说，正念认知疗法（mindfulness-based cognitive therapy）已经被证明可以有效降低复发的频率。

PTSD和抑郁症有一些重叠症状，这导致创伤幸存者发生共病的概率很高。就像之前所说，失眠、失去兴趣、感觉自己毫无价值或者自责等都是PTSD和抑郁症直接重叠的症状。在关于 PTSD 的治疗方法的研究中,超过一半的 PTSD 患者在临床上同时被诊断出患有抑郁症。对于大多数共病患者来说,在 PTSD 得到治疗的同时抑郁症也会有所好转。在这种情况下,我们认为抑郁症很有可能就是由遭受创伤后激增的绝望感所导致的,抑郁也很有可能本身就是 PTSD 症状的一种。这样的话一切都有了解释,因为患有 PTSD 本身就是一件非常痛苦的事情,幸存者因为遭受创伤而感到害怕,并且无法去做自己想做的事情,这也会让他们很沮丧。这也说明了为什么有的人在罹患 PTSD 之后会逐渐变得抑郁,这是因为他们无法再去做他们想做的事情了。此外,这还说明了为什么当幸存者接受治疗并开始看到自己其实可以再去做自己想做的事情时,他们可以明显地感觉到自己的抑郁症状得到了缓解。

惊恐障碍

幸存者在遭受创伤之后也有可能会罹患惊恐障碍。和抑郁症一样,惊恐障碍可能伴随 PTSD 一起出现或者单独出现。惊恐发作指的是个体迅速出现逐渐增强的剧烈的身体反应。大多数人会出现心跳加速,感觉血液快速流动、无法呼吸、可能要突发心脏病或者快要死了等症状。有些人可能还会有消化不良的症状。惊恐发作在生活中其实是很常见的,它本身并不被视为心理问题。几乎每个人在人生中的某个时刻都会发生一次惊恐发作。但是当惊恐发作突如其来地发生,并且让人感到极度的恐惧(害怕还会再次发作),甚至让人改变自身行为以避免其再次发作或者试图最大限度地减轻惊恐发作的后果时,惊恐障碍就产生了。

例如,加里(Gary)在一个周日去了教堂,在教堂做礼拜的时候他突然感觉自己心跳加速,他以为是心脏病发作了。他不得不推开面前的人起身离开,同时也因他人看到了他这样的反应而感到羞愧。但是,当他离开人群走进卫生间的时候,所有的反应都消失了,这个时候他感觉非常难堪,并且希望这样的事情再也不要发生了。他决定以后只有在儿子的陪伴下才会去教堂,并且只有在他能够坐在最外侧的椅子上时才会留下来做礼拜。所以,在教堂里经历了一次惊恐发作后,加里对此产生的反应是过度害怕惊恐发作的后果以及害怕会再次经历惊恐发作,因此他改变了自己的行为方式,以克服自己对于可能再次经历惊恐发作这件事本身的担忧以及对惊恐发作后果的恐惧。

惊恐障碍患者通常会限制自己的生活方式,试图去避免惊恐发作,但是最终他们会害怕那些真正安全的人、地点和场景。他们最终会觉得自己因为过于害怕惊恐发作而无法继续正常生活,或者无法去做自己想做或需要做的事情。通常受惊恐障碍折磨的人会急匆匆地去急诊室,但却发现自己的心脏病或者其他身体疾病并没有发作。

对 PTSD 患者来说,惊恐发作可能会是 PTSD 的症状之一,特别是当他们的惊恐发作只与创伤事件提示物或者 PTSD 症状有关时,我们会将这种惊恐发作纳入 PTSD 的诊断之中,并且不会再做惊恐障碍的诊断。如果惊恐发作不是因创伤事件提示物而起,幸存者只是害怕惊恐发作的后果,并因此改变自身行为,试图避免惊恐发作的话,我们则会对其进行单独的惊恐障碍诊断。对于由 PTSD 引发的惊恐发作,通常患者在接受了 PTSD 的治疗后情况会逐渐好转,无须再进行其他的治疗。如果惊恐发作不是由 PTSD 引发的,且幸存者一直在改变自己的行为模式以避免惊恐发作的后果的话,那么可能就需要针对惊恐障碍进行额外的治疗。

能够同时治疗惊恐障碍和 PTSD 的药物是有的。如果一个幸存者正在参与针对 PTSD 的心理治疗,对于惊恐障碍的治疗也常常会包含在内。就拿加里来说，第一次在教堂经历惊恐发作之前，他其实受到过一次严重的身体攻击，攻击事件发生的那天晚上他正走在下班回家的路上，在遭受攻击之后，他有好几周都没有去工作，并且现在也只愿意打车上下班。他对自己遭受了攻击感到自责并且认为自己是个弱者。攻击事件发生一个月之后，他被诊断为 PTSD 和惊恐障碍。如果加里当时接受了延长暴露疗法的治疗，他的心理治疗师就可以结合其回避行为对其进行心理教育（因为回避行为与创伤记忆以及之后的惊恐发作有关），然后建立起能够同时治疗这两种疾病的治疗方案。加里可以分层次列出他需要克服的问题，然后在心理治疗师的指导下进行治疗，例如针对他回避创伤事件这个问题，他需要练习独自步行去上班（社区通常很安全并且很多人都步行去上班）；针对他回避惊恐发作这个问题，他需要去感受心跳加速的感觉。

强迫症

强迫症（obsessive compulsive disorder，OCD）也有可能会在遭受创伤后出现或加重。强迫症包括强迫观念和强迫行为。强迫观念指的是那些反复出现且会导致人们极度焦虑和恐惧的想法。强迫行为指的是当人们试图减少或者消除因强迫观念而产生的焦虑，或者试图避免不良感觉时，做出的动作或者行为。强迫观念以及用强迫行为做出回应的这个循环一旦频繁出现，会干扰到一个人完成日常任务的能力。对于创伤事件发生前就患有强迫症的幸存者来说，创伤事件发生后，其强迫症发作的频率以及严重程度通常都会增加（哪怕这种增加是临时的）。对于创伤事件发生前未患有强迫症的幸存者来说，强迫症可能会在创伤事件发生后出现，或者与 PTSD 同时出现。例如，一些性侵犯受害者在遭受性侵犯后会觉得自己很脏，所以会强迫性地一直洗澡。一些退役军人曾谈到自己会反复确认门窗是否锁好，尤其是在睡觉之前更加明显。如同惊恐障碍和 PTSD 那样，同时治疗强迫症和 PTSD 的药物也是有的，只是在药物组合上或用量上有所不同。针对 PTSD 和强迫症的心理治疗也经常结合使用。在病情严重的情况下，心理治疗师可能需要针对不同的病症采取特定的、单独的治疗，并且通常还需要额外的疗程以确保有足够的时间对这两种病症进行完整的针对性治疗。

接下来我们会讨论一个患有强迫症的年轻姑娘扎尼娅（Zaniya）的案例。刚开始，她主要的强迫观念是希望所有事情都"刚刚好",否则就会有不好的事情发生,甚至她的母亲会死去。她会花好几个小时反复整理浴室里的抽屉,把所有东西都排列整齐。她总是以一套特定的方式将铅笔放在书桌上。当时她的强迫症相对来说还是比较轻的,并且当她的老师告诉她的父母这些行为已经影响到她完成作业的时候,她也立即开始了药物治疗,且效果非常好。在扎尼娅 10 岁的时候,她停止了服药,并且在停药后,她的症状没有复发。

然而在扎尼娅 15 岁的时候,她在好朋友卡伦 (Karen) 的生日派对上遭到了卡伦哥哥的性侵犯。她没有告诉任何人发生了什么,只是逐渐退出了所有的社交活动。她再次开始不停地整理、摆放浴室抽屉里的东西。这一次,她觉得她需要确保所有的东西都放在了正确的位置上,这样才能阻止坏事再次发生在她身上。她将性侵犯事件归咎于自己,因为她曾经暗恋过卡伦的哥哥,所以当他关注到她时,她感到非常激动并且很想要和他独处。然而,在他们独处时,他对她实施了性侵犯。她大声呼救,但是其他参加派对的人因为音乐声太大都没有听见她的声音。她的朋友卡伦对发生在她身上的事情也一无所知。

在这个案例中,扎尼娅复发的强迫症症状出现了细微的变化——这次她担心的是自己的安危而不是她母亲的。强迫症频繁发作开始影响到她的生活。除了强迫症复发以外,扎尼娅还尝试将有关性侵犯事件的记忆从脑海中抹除,她责怪自己造成了这一切,并回避任何和性侵犯事件有关的人、地点和场景。她患上了 PTSD。在这种情况下,以暴露疗法为主且同时针对强迫症和 PTSD 进行的心理治疗可能会是个好的选择。

社交焦虑症

社交焦虑症可能会在创伤事件发生后单独出现,也可能会伴随 PTSD 一起出现。当一个人因为害怕获得负面回应,或者有一种强烈的感觉认为他人会给予负面反馈,从而回避或难以忍受社会互动时,社交焦虑症就发生了。对于创伤事件发生之前就患有社交焦虑症的幸存者来说,他们的社交焦虑症可能会暂时恶化。如果遭受的是人际暴力,例如性侵犯,那么幸存者的社交焦虑症会变得更加严重。对于那些在创伤事件发生之前未患社交焦虑症的幸存者来说,社交焦虑症可能会单独出现或伴随 PTSD 一起出现。如果幸存者所有的社交焦虑(例如害怕人群)都来源于害怕创伤事件会再次发生,那么我们不会对他进行另外的社交焦虑症诊断。但是如果幸存者的社交焦虑是单独出现的,并且会因为他人的负面评价而回避他人的话,那么我们就有必要对他们进行社交焦虑症的诊断和治疗了。

社交焦虑症

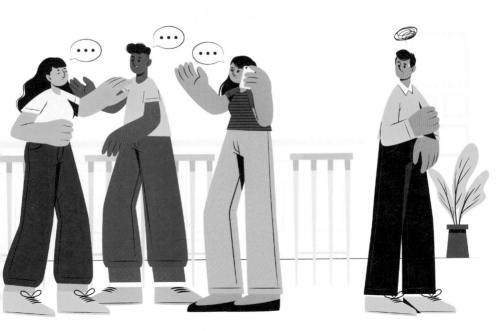

接下来我们讨论克里（Kerrey）的案例，他曾在工作时遭遇了一场非常严重的工伤事故。事故发生后，克里在医院躺了一周，医生对他进行了治疗并且在确保他可以出院后才允许他回家。由于大腿受伤严重，克里在那之后好几个月里都无法开车。当他意识到自己在回避坐车时，他决定和他的父亲出门旅行，他特意这么做就是为了让自己坐进车里。在接下来的几个星期里，他的恐惧心理渐渐好转，在他取下石膏时，他已经准备好开车并且能重新独自开车了。然而，当克里回到工作岗位时，他又意识到自己在回避他人。在一次工作会议上，当被问及发生在自己身上的事故以及自己的感受时，他开始感到非常焦虑。他还应邀就事故做了演讲，但是他因为自己在演讲中不停地口吃而脸红，并且觉得非常尴尬。他的同事又拿他开玩笑，这让他感到更加不自在。当克里被邀请针对事故调查再进行一次演讲时，他找了借口推说自己做不了而拒绝了。

克里一直不太习惯做公开演讲，在事故发生之后，在公开演讲的场合他会产生很多由焦虑引起的生理反应。他开始不再和很多人一起出去玩,只与自己最好的一个朋友保持联系。在这一点上,克里似乎已经克服了很多 PTSD 的症状,但是他好像患上了社交焦虑症。药物治疗和心理治疗对于治疗社交焦虑症来说都是很有效的。

特定恐惧症

特定恐惧症指的是对特定的人、地点或东西产生恐惧并采取回避态度,它可能会单独出现或者伴随 PTSD 一起出现。如果幸存者害怕的人、地点或东西与创伤事件有关,那么就不需要对他们进行另外的特定恐惧症诊断。通常这种情况会被看作是 PTSD 症状的一部分并且会被包含在 PTSD 的治疗方案里。常见的特定恐惧包括害怕蜘蛛、一些昆虫、蛇、飞行、水等。虽然"特定恐惧症"这个名字听起来没什么大不了的,但是对于有些人来说,因为回避他们害怕的东西而产生的回避行为可能是极具闯入性的,并且会妨碍他们去做他们想做或者需要去做的事情。

以詹姆斯(James)为例,他遭遇过一场车祸,虽然他没有因此而患上 PTSD,但是在车祸发生以后,他发现自己再也无法忍受坐飞机出行了。他对于飞行这件事感到非常恐惧。作为一位巡回演讲者,詹姆斯通常一个月至少需要出差两次。由于他对飞行的恐惧不断增加,他选择自己开车去出差,但是因为跨海岸的行程越来越多,他不得不因为害怕飞行而取消或者放弃演讲。当害怕飞行影响到詹姆斯的生活的时候,他才决定去克服它。通常,特定恐惧症的治疗包括实际乘坐飞机飞行的暴露疗法(exposure therapy)以及乘坐虚拟飞机的虚拟现实暴露疗法(virtual reality exposure therapy),这两种暴露疗法通常在完成几次治疗后就会有显著的效果。

如果有些人出现了 PTSD 的症状但是没有达到 PTSD 的诊断标准,我们该如何应对?

对有些经历了创伤事件的人来说,他们可能会发现最初的不安情绪会有一点好转,但并不会彻底消失。对有些人来说,与创伤事件有关的记忆会不时地出现在他们的脑海里,但是只会引发轻度的抑郁情绪,或者这些记忆很少出现在他们的脑海里。对其他一些人来说,创伤记忆并不会造成困扰,但是他们发现自己会回避那些让他们想起创伤事件的人、地点或情景。此外,对另一些人来说,他们可能长期有一种紧张感,并且时刻观察着周围环境中是否有危险。对于这些症状,我们会称之为"阈下 PTSD",这意味着这些症状没有完全达到 PTSD 的诊断标准。

阈下 PTSD 指的是创伤幸存者出现了一些 PTSD 的症状(这些症状包含在我们前文介绍的四大类 PTSD 症状里),但是症状的严重程度以及发作频率都达不到 PTSD 的诊断标准。如果与这些症状相关的痛苦达到了一定程度,进而影响到了幸存者的日常生活,那么这个时候需要根据具体情况决定是否对其进行 PTSD 诊断,但是对其进行治疗肯定是有效的。就如本章开头描述的那样,PTSD 的 20 种症状可以被分为四大类,有些人可能不符合全部诊断标准,但是确实受到其中一些症状的折磨,对于他们来说,接受 PTSD 的治疗是有效的。值得注意的是,研究表明,对于 PTSD 有效的药物治疗和心理治疗对于阈下 PTSD 也有效。关于心理治疗,阈下 PTSD 患者所需的治疗次数可能会较少。关于药物治疗,当最严重的症状只出现在四大类 PTSD 症状的某一类中时,可对药物处方进行调整,使其针对最主要的症状(例如睡眠障碍)。

若一个人患有 PTSD,就意味着他是个弱者吗?

尽管很多受 PTSD 折磨的幸存者都会有这样的疑问,但一个人患有 PTSD 并不意味着他就是弱者。事实上,总是担心自己患有 PTSD 可能会导致这些症状加重。幸存者越是感到受挫或者虚弱,越是感觉自己无法应对这个世界,随着时间

药物治疗

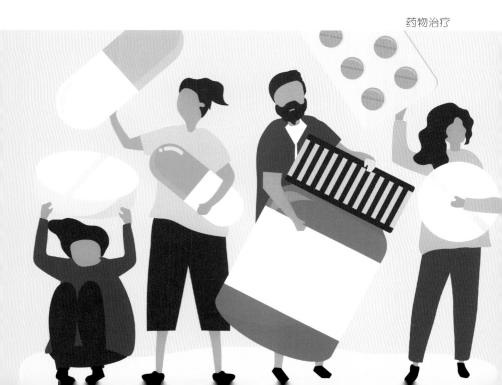

的推移，他们的病情就会越来越严重。幸存者越是回避创伤事件，就越不可能恢复正常生活。若一个人患有 PTSD，这并不能代表他就是弱者，这只意味着由于当时特定的情况和经历，相关的记忆卡在了他的脑海里并且正在困扰着他。一个人患上 PTSD 可能是因为各种因素，如生理因素、创伤事件发生的次数或者严重程度、创伤事件发生时的年龄、创伤事件的意义，或者所有这些因素的共同作用。然而，最终的研究结果指出了这样一个事实——任何人在适当的因素组合下都有可能患上 PTSD。在治疗中，治疗师的主要目标之一就是为幸存者纠正他们的感受，使他们明白自己其实是很强大的，他们可以处理令人沮丧的创伤事件，并且他们能够幸存下来本身就是他们有力量的证明。

PTSD 是"退役军人专有疾病"吗？

很多人可能都认为 PTSD 是退役军人专有疾病。确实，对于很多退役军人来说，PTSD 是一个困扰他们的问题，但是就如我们之前提到的那样，暴露于任何种类的创伤事件中都有可能使人们患上 PTSD。大约 70% 的人一生中会经历一次潜在的创伤事件,因此 PTSD 是一个重大的公共健康问题。
PTSD 的发生源于一个人亲身经历或者目睹他人经历了威胁
生命的创伤事件,而经历战争又是一种造成 PTSD 的常见创
伤事件,因此很多人会认为 PTSD 是退役军人专有疾病,但是
大部分经历战争的退役军人并不会患上 PTSD 或者出现其他
心理问题。事实上,很多退役军人会讲述有关他们在战争中应
付各种困难的悲惨故事以及相关英勇事迹,他们会带着一种自
己作为军人能为国家效力的成就感渡过难关。

是否存在影响 PTSD 的遗传因素?

研究表明,确实有一些遗传因素使有些人更容易受到心理
问题的影响,也确实有一些遗传因素使有些人更容易受到创伤
带来的负面后果的影响。然而,任意一种遗传因素的影响力都
不足以使携带该遗传基因的人一定患上 PTSD。不过,每一个
与 PTSD 相关的遗传标记都会与创伤暴露及其他一些环境因
素相互作用,从而随着时间推移增加 PTSD 症状出现的概率。

不过有一个好消息,有关降低 PTSD 的遗传风险的研究
与实践,目前已经取得了较显著的成果。还记得本书第 1 章和

第 2 章中提到过的露西娅和她参加的研究吗？在研究中,我们帮助急诊室的创伤幸存者谈论发生在他们身上的事情,从而使创伤事件发生 3 个月后,他们罹患 PTSD 的概率降低了 50％。早期干预似乎可以降低 PTSD 的遗传风险。事实上,对于大多数具有 PTSD 遗传风险但是接受过早期干预的幸存者来说,在创伤事件发生 3 个月后,他们的表现看起来与没有 PTSD 遗传风险的幸存者并无明显不同。这也是最终我们想要去做的——识别 PTSD 高风险人群并且对他们进行早期干预,以降低他们罹患 PTSD 的风险。

还有哪些风险因素会导致 PTSD?

我们之前提到过很多次,有很多风险因素会导致 PTSD,在适当的因素组合下,任何人在经历了创伤事件后都可能会罹患 PTSD。但是非常重要的是,我们不要忘记,哪怕是在最危险的创伤事件面前,我们都能见识到人类坚韧不拔的精神力量。那些在遭受创伤后更容易出现 PTSD 症状的人往往经历了更频繁或者更严重的创伤事件,或者在童年期经历过创伤事件。此外,遭遇特殊类型创伤的幸存者罹患 PTSD 的概率要比其他幸存者高得多,例如那些遭遇人际暴力(如性侵犯或者人身攻击等)的幸存者,罹患 PTSD 的概率要比那些遭遇非人际暴力创伤(如自然灾害)的幸存者高得多。

最后,对于那些觉得自己缺乏支持或者周围的人尝试将创伤事件及其后果归咎于自己的幸存者来说,他们罹患 PTSD 的风险会大大增加。

> 例如托马斯,尽管他的战友在事故发生后曾前来看望他,但是他仍然觉得他们肯定都会因为费拉拉的离世而责怪自己,而且这种感觉非常强烈地占据了他的心头。比起面对那些他觉得会责怪自己的人,他选择退缩,陷入酒精和自我隔离中。当克里斯蒂娜担心他喝太多的酒、尝试与他谈谈的时候,托马斯将其理解为克里斯蒂娜是在拒绝他、批评他,并且不理解他的需求。

对于很多创伤幸存者来说,他们最终罹患 PTSD 可能只是因为最初来自朋友、警察或者其他人的一句无心的责备之语,这句话很可能会影响幸存者之后的生活,让幸存者封闭自己,并退出社交生活和任何活动。

例如,在急诊室进行一系列检查时,辛西娅被一名女警察责问为什么当晚回到家后她不锁门。之后辛西娅了解到她家附近有一个强奸惯犯,专门选那些不锁门的人实施强奸。女警察问这个问题时只是在尝试整理连环案的线索。然而,在听到那个问题后,辛西娅无法回想起自己是否有锁门,而且她印象中自己到家后确实第一时间冲向了洗手间,可能真的忘记锁门了。辛西娅将这个提问理解成了女警察是在告诉她,遭受强奸是她自己的错。

在与创伤幸存者互动时,要时刻谨记避免出现这种情况,时刻保持敏感并且提供不带有个人主观评判的积极关怀,这是非常重要的。我们应确保他们的生理需要得到满足并且做到不带任何个人主观评判地去倾听他们的经历,这对于幸存者来说是非常具有治愈性的,也是我们能够帮助他们降低 PTSD 患病风险的最佳方法。

那些有酒精或药物滥用行为的 PTSD 患者会怎样?

对于很多遭受 PTSD 困扰的人来说,酒精或药物滥用与

PTSD 症状密切相关。很多研究人员研究了 PTSD 与酒精或药物滥用之间的复杂关系。对于一些创伤幸存者来说，在导致他们患上 PTSD 的创伤事件发生前他们可能就有酒精或药物滥用行为，而这种行为可能会将他们置于险地。例如，酒精滥用可能会导致他们处于意识模糊的状态，进而导致他们容易成为身体攻击或者性侵犯的受害者。对于另一些幸存者来说，在 PTSD 已经成为他们生活中的一部分后，他们开始尝试使用酒精或药物去消除痛苦的记忆，帮助他们入睡，或者将其作为一种回避与创伤经历有关的记忆或应对其他症状的方法。当药物滥用的习惯出现时，我们称之为"自我药疗"。对于那些在患上 PTSD 之前就有酒精或药物滥用行为的人来说，罹患 PTSD 后，他们会继续使用酒精或药物，甚至使用得更加频繁，用量也更多，以此来帮助自己应对 PTSD 症状。

例如，布里塔尼（Brittany）11 岁就开始喝酒，她是一个遭到父母忽视的孩子，从她父母那里她几乎得不到任何照顾。她频频在学校惹是生非，而且她发现同学们都认为喝酒后的她很有趣、很酷。因为她母亲总是值夜班，她开始频繁在家里举办派对，并且频繁喝酒以及邀请年长的孩子来参加她的派对。就这样过了一年以后,布里塔尼从一周喝一次酒变成了一周喝好几次。在一场派对上,当她的朋友们都还在跳舞时,她醉倒在了沙发上。当布里塔尼醒来时,她发现只剩自己一个人在空荡荡的房子里,而一个她不认识的成年男人正在强奸她。她神志不清,但一直在哭喊。当她完全清醒过来的时候,那个男人已经走了,房子里空无一人。她飞快地奔向浴室,清洗了自己的身体,并在她母亲下班回来前打扫完了房子。

在那之后的几周里,布里塔尼继续喝酒,继续办派对。她只告诉了自己最好的朋友发生了什么。她不敢告诉任何成人,因为她害怕自己会因为喝酒和举办派对而陷入麻烦中。在那之后的大多数晚上,她的朋友都会在她家陪她。布里塔尼每个晚上都要喝醉了才能入眠。但入眠之后,她还是会因为梦到有人强奸她而尖叫着惊醒过来。那些噩梦带来的痛苦感非常强烈。她睡得很少,而且因为饮酒,她的睡眠质量很差。她回避派对以外的任何人,她的成绩也日益变差。她在学校状况百出,她的母亲不停地接到电话说她一直在教室里睡觉,并且学校要求她母亲把她接回家。一位名叫安德森（Anderson）的女老师注意到了布里塔尼行为上的变化，于是走近她，问她发生了什么。当被问及自己的遭遇时，布里塔尼开始无法控制地一直哭泣。等她情绪平复后，她告诉了安德森事情的缘由，而后安德森立马联系了布里塔尼的母亲，她们一起帮助布里塔尼开始了针对酒精滥用和 PTSD 的治疗。

布里塔尼的案例表明，在创伤事件发生前就有酒精滥用行为的人，在患上 PTSD 后会喝更多的酒，并试图通过这样的方式去回避与创伤经历有关的记忆或者将这些记忆赶出脑海。

当 PTSD 患者有酒精或药物滥用行为的时候，治疗起来可能会很困难。治疗应该从哪里开始？什么样的治疗方法是最有效的？之前我们认为，有酒精或药物滥用行为的 PTSD 患者在接受 PTSD 的治疗之前需要进行一段时间的戒酒或戒药治疗。然而，这种做法通常会导致患者处于这样一种境地：当创伤记忆再次在他们的脑海中闪现的时候，他们很难戒酒或戒药，并且创伤再体验的症状可能会因为酒精或者药物使用的减少而变得更加严重。很多患者都难以撑过这个阶段，最终会因为戒酒或戒药的时间不够长而无法进行 PTSD 的治疗。

在过去的 10 多年里,研究人员对该类人群进行了大量的研究,研究结果表明,治疗这种共病的最佳方式就是同时对酒精或药物滥用和 PTSD 进行治疗。这种治疗可以由不同的治疗师来进行:一名治疗师负责酒精或药物滥用的治疗方案,另一名治疗师负责 PTSD 的治疗方案。这种方法要求两名治疗师充分沟通,但是非常有效,因为不同领域的专家可以发挥各自的专长。另一个选择就是使用一种联合治疗方案,例如使用延长暴露疗法同时治疗 PTSD 和酒精或药物滥用,这意味着一名治疗师针对两个问题采取了一种治疗方法。

现在,同时受到 PTSD 和酒精或药物滥用困扰的创伤幸存者有了更多的治疗选择。值得注意的是,治疗师会事先根据幸存者的物质滥用种类、滥用程度以及他们正在经历的 PTSD 症状来判断什么治疗方法对他们来说是最有效的。对于一些面临较高的安全和身体健康风险或者需要立刻进行医疗排毒的幸存者来说,首先需要解除他们的危险状态,待他们的身体恢复稳定状态后再进行后续治疗。然而,越来越多的治疗师正将针对 PTSD 患者的酒精或药物滥用行为的治疗整合进聚焦创伤的治疗方案,以确保在各个治疗阶段都能向他们提供支持。

患上 PTSD 会有什么后果？

PTSD 会从各个方面影响我们的正常生活，包括家庭关系和工作等，就如我们在前文讨论 PTSD 的症状时提到的那样，每个人的 PTSD 症状都不太一样。PTSD 的核心标志是一段有关生命受到威胁的记忆卡在了幸存者的脑海中并且持续地困扰着他们。

PTSD 会影响家庭关系。很多 PTSD 患者觉得自己无法再与他人进行情感交流了。即使有好事发生在他们身上，他们也不会觉得快乐，或者他们会对发生在他们之前关心的人身上的事情感到麻木，而不会像过去那样感到快乐或悲伤。对于一些 PTSD 患者来说，这会导致一段关系的破裂，甚至离婚或者丧失孩子的抚养权。作为心理治疗师，对我们来说最有意义的事情之一就是帮助患者重建情感关系，例如一个之前无法与孩子建立健康情感关系的 PTSD 患者在症状好转后，重新开始和孩子进行很好的沟通交流，觉得自己得到了治愈，并且能够重新和孩子一起玩耍。一位退役军人甚至表示自己又高兴又遗憾，高兴的是自己现在可以和孙子们一起玩耍了，但又遗憾年轻时因为自己罹患 PTSD 而无法与自己的孩子一起玩耍。

　　在托马斯逐渐脱离他的家庭时，克里斯蒂娜指出他需要得到帮助。这个"警钟"敲醒了托马斯，让他有动力去寻求 PTSD 的治疗。经过治疗他的 PTSD 症状有所好转且酗酒情况也减少了，这给予了他再一次和妻子及孩子们重新建立情感关系的机会。

　　PTSD 还会影响工作。你可以想象，当创伤记忆突然出现在你的脑海中时，你想要集中精力是非常困难的。如果你需要

PTSD还会影响工作

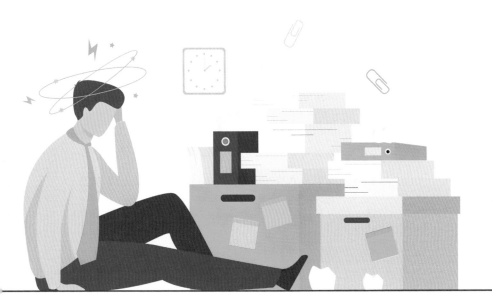

集中精力工作，那么 PTSD 会影响到你的工作速度以及你接受新信息的能力，甚至影响到你与他人进行日常对话的能力。当一个 PTSD 患者易怒又疲惫时，对于他来说，正常工作会更加困难。严重的失眠可能会导致制造业，或者其他非常需要专注力的行业的从业人员，出现可致生命危险的工作失误。对于那些仍旧在军队工作，或者从事其他会面临危险情况的职业（例如一线救护人员）的 PTSD 患者来说，如果他们之前的创伤没有得到有效处理的话，此后每一次暴露于创伤事件中的经历都会增加他们的患病风险。当警察在过往事件中使用过致命武力，或者曾目睹他们的同事受伤或被杀害时，他们在未来的相关事件中往往会变得更加警觉且易激惹。

　　对于辛西娅来说，因为她无法集中注意力完成作业，所以学校的学习任务让她觉得非常痛苦。她开始回避上课，因为她担心施暴者会出现在教室里，并且盯着她。每当她尝试学习时，有关她被侵犯的画面总是会突然出现在她的脑海中，伴随着施暴者的汗臭味，以及他威胁她如果她告诉别人就杀了她时的粗哑声音。辛西娅大部分的课程都没有完成，那些完成的课程也是勉强及格。她感觉自己的日常生活彻底脱轨了，而且她也无

法让自己重新振作起来。当辅导员找她谈话,想要劝退
她时,她根本不知道自己接下来该怎么办。

PTSD 如何诊断？ 可以通过血液检查做出诊断吗？

PTSD 是通过与心理健康专家的临床访谈来诊断的。访
谈通常可以由心理学家、社工、精神科护士或者精神科医生来
完成。如今,心理保健正在转向基本卫生保健,且许多基本卫
生保健提供者可以诊断许多常见的心理问题,例如 PTSD。通
常诊断的整个过程会从识别特定的目标创伤事件开始。"目标
创伤事件"指的是最近(通常是过去 2 周到 4 周内)发生的威胁
生命的事件,且该事件一直萦绕在幸存者的脑海中,并对其造
成了非常大的困扰。一旦确定了目标创伤事件,接下来我们就
会确认幸存者身上是否出现了 PTSD 症状,即 DSM-5 里提到
的四大类症状(闯入性症状、回避症状、认知和情绪的消极改
变,以及过度警觉)。为了做出准确的 PTSD 诊断,我们需要
仔细检查这四大类症状与特定的目标创伤事件之间的联系。

为了加强诊断的可靠性和准确性,最好的诊断 PTSD 的
方法就是由医疗保健提供者在临床上对幸存者进行结构化临

床访谈。用于访谈的量表有很多种,其中最为广泛使用的是临床用 PTSD 诊断量表(Clinician-Administered PTSD Scale,CAPS)和 PTSD 症状访谈量表(PTSD Symptom Scale-Interview,PSS-I)。此外,还有很多量表可供幸存者自主填写,其中最常使用的是 PTSD 检查表(PTSD Checklist,PCL)以及创伤后诊断量表(Posttraumatic Diagnostic Scale,PDS)。

虽然一些能用来评估如何帮助创伤幸存者的生物标志物检测尚未被广泛使用,但它们已经开始为幸存者护理提供信息。一些治疗者会对幸存者的心跳、皮肤电导率以及呼吸进行检测,以确定哪些人最有可能对心理治疗产生更快的反应,而哪些人最有可能产生更慢的反应,这样的反馈能让治疗者关注到那些对心理治疗反应更慢的人,从而找出更多的方法去帮助他们。当某项研究阐明某种治疗方法如何起效以及对哪些人起效后,我们还会对其进行更多的测试,以确定对于不同的人来说最适合他们的治疗方法是什么。

PTSD 有多常见?

美国的研究表明,大约有 7% 的美国人在其一生中会罹患

PTSD。女性患上 PTSD 的概率大约是男性的两倍。目前还不知道相关原因,但有关研究一直在进行。目前来看,造成这种性别上的明显差异的主要原因是女性幸存者遭受创伤的类型(例如性侵犯)使她们更容易患上 PTSD。有些特定人群患上 PTSD 的概率比一般人群要高,其中包括那些有酒精或药物滥用行为的人,且年轻人患上 PTSD 的概率要比老年人高。军人群体的 PTSD 发病率为 6% 到 8%。

PTSD 并不是一种常见的疾病,但它一旦出现,就可能会破坏创伤幸存者及他们家人的生活。正如你在下一章会看到的那样,针对 PTSD 的有效治疗方法有很多种,包括药物治疗和心理治疗等。这些治疗方法可以减轻 PTSD 症状甚至可以彻底治愈 PTSD。

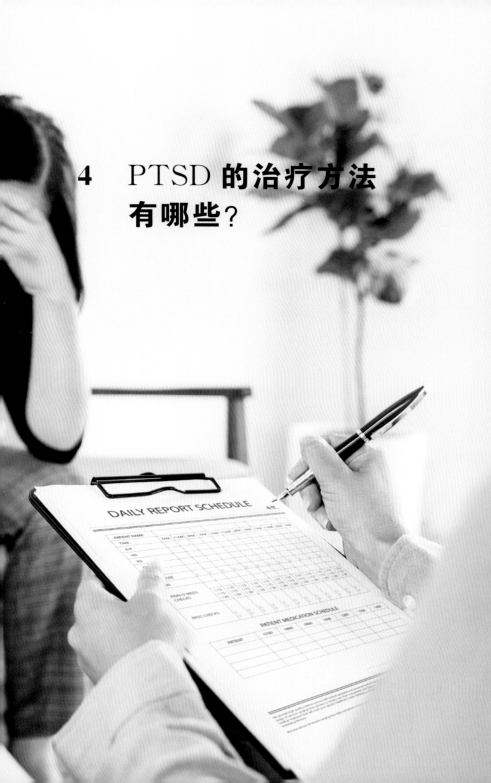

4 PTSD **的治疗方法有哪些**？

　　在本书第 3 章里,我们描述了 PTSD 患者所处的生活状态。不幸的是,PTSD 会给人们带来诸多负面影响,会扰乱人们的生活、危害健康并破坏人际关系。此外,应对 PTSD 有很多困难,与 PTSD 患者一起生活也很困难。值得高兴的是,针对 PTSD 的有效治疗方法有很多,所以即使某种治疗方法不起作用,人们还可以选择尝试其他有效的治疗方法。

PTSD会破坏人际关系

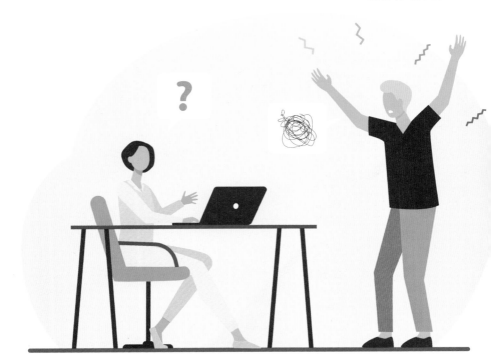

哪些人可以提供 PTSD 治疗？　如何判断他们的专业性？

通常,PTSD 的治疗方法可以分为心理治疗和药物治疗。心理治疗,有时也被称为"谈话疗法",通常是由心理治疗师和 PTSD 患者共同完成的。在美国,提供 PTSD 治疗的心理治疗师必须要有执照,且该执照必须是由他的执业单位所在州的政府颁发的。

(1)心理学家可以提供 PTSD 的治疗,他们通常获得了临床心理学博士学位,但可能没有开具处方药的资格。

(2)在美国大多数州,社工也可以在获得执照后给别人提供心理治疗。社工通常获得了社会工作专业硕士学位。

(3)精神科医生可以开处方药,也可以提供心理治疗。

(4)在美国有些州,医生助理以及临床护理专家也可以在医生的指导下开处方药。

在美国,你可以在你所在州的政府官网上去查找相关信息,并确保你的治疗师是有从业执照的。如果你查找了相关信息后觉得某位治疗师还不错,在开始治疗前,你还可以先询问他过往治疗 PTSD 的经历以及他擅长使用的治疗方法等问题。大部分人想要找一位可以用医疗保险报销治疗费用的治疗师,但其实比这更重要的是找到一位在 PTSD 的有效治疗方面有经验的治疗师。大部分有效的 PTSD 治疗方法并不需要那么多疗程,尽管某些优秀治疗师的治疗费用并不在可报销的范围内,但是考虑到长期收益,选择由他们提供心理治疗会是很好的短期投资。

哪些心理治疗可以帮助 PTSD 患者?

目前显示对 PTSD 有效的心理治疗方法被统称为"创伤聚焦疗法"。它们要么是专门针对 PTSD 研发的疗法,要么是将针对其他疾病的疗法进行改进而得的针对 PTSD 的疗法。有些心理治疗方法较为通用,但是创伤聚焦疗法针对的是那些遭受创伤后形成的且造成了问题的特定思想或习惯。大部分创伤聚焦疗法都是认知行为疗法。认知行为疗法有以下特点:

(1)更加倾向于关注特定现实问题(而不是关注无意识);

（2）治疗周期通常较短（一般只需要几周而不是几个月）；

（3）通常以技能训练为重点（治疗师教授患者相关技能）；

（4）治疗师通常会给患者布置家庭作业，让他们练习在治疗时所学的技能。

认知行为疗法对于治疗焦虑和抑郁类的问题非常有效。对于大部分有焦虑和抑郁问题的 PTSD 患者来说，如果他们此前没有接受过任何治疗，治疗师会优先推荐他们在接受药物治疗前试一试认知行为疗法。在治疗期间学会了认知行为疗法的技能后，他们会被告知在治疗结束后还需要继续练习这些技能。只要他们持续练习这些技能，他们的心理问题复发的可能性就很小。当一个新的压力情景出现时，例如一段感情破裂，失去工作，或者另一个创伤事件发生时，PTSD患者的症状有时会加重。但是，如果他们能够重新运用那些帮助治疗 PTSD 的技能，那么这种症状加重的情况只会是暂时的。已证明对 PTSD 持续有效的疗法包括延长暴露疗法及其他类型的暴露疗法、认知疗法、认知加工疗法和眼动脱敏与再加工疗法（eye movement desensitization and reprocessing，EMDR）等。

什么是延长暴露疗法？

　　被研究得最多的 PTSD 疗法之一就是延长暴露疗法。在暴露疗法中，治疗师会协助患者重新面对让他们恐惧的场景（这些场景在现实中是很安全的），以此来减轻他们的恐惧、焦虑和痛苦。一个典型的暴露疗法的例子是让一个从马背上摔下的骑手重新"回到马背上"。通过这样的方式，骑手克服了他会再次被摔下地的恐惧，从而阻止了恐惧情绪的增加。正如我

感情破裂

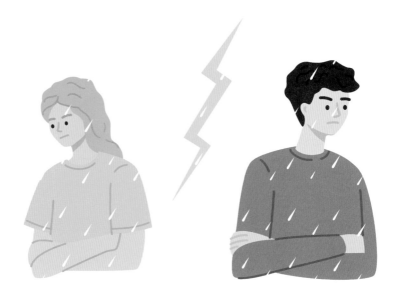

们在前文提到的那样，大部分 PTSD 治疗师和研究人员认为，回避行为是造成 PTSD 症状无法缓解的主要原因。因此，延长暴露疗法旨在以一种安全的方式帮助 PTSD 患者重新面对创伤记忆以及与创伤事件有关的事物，如使患者的痛苦逐渐减轻并且开始相信当下的场景不是绝对危险的，他们完全可以掌控局面。患者（如辛西娅和托马斯）需要明白，这个世界并没有他们感知到的那么危险。此外，他们需要相信，自己可以处理创伤记忆或提示物带来的痛苦，只要他们允许自己重新面对创伤记忆或提示物，并再次体会创伤事件带来的负面情绪，他们的痛苦就会逐渐减轻。最终，他们会明白，他们害怕的事情是不会发生的，没有人会受到伤害。当他们重新面对自己害怕的事情时，他们感受到的痛苦确实会增加，但痛苦不会永远存在，最终他们会趋于平静。情绪上的痛苦也并非无法忍受，他们有能力逐渐摆脱痛苦。当他们主动去面对创伤记忆或提示物而不是一味回避时，他们就可以摆脱 PTSD 并回归正常生活。当 PTSD 患者的生活空间因为回避行为而变得越来越狭小时，他们需要学会变得更加主动，并提高自己的社会参与度，否则他们只会变得越来越封闭。延长暴露疗法可以帮助患者做到这一点。

延长暴露疗法是一种帮助 PTSD 患者对创伤经历进行情绪加工的有效方法。情绪加工可以有效减轻 PTSD 症状以及其他一些与创伤相关的问题。延长暴露疗法包含以下几点重要内容：

（1）介绍人们遭受创伤后的常见反应、阻碍人们从创伤中恢复的因素，以及延长暴露疗法是如何减轻 PTSD 症状的；

（2）重复地暴露于现实的场景之中，或接触某人或某物（又被称为"现场暴露"），这些场景、人或物客观上都是安全或者低风险的，但幸存者会选择回避，因为它们与创伤事件有关并且会导致他们产生焦虑、羞耻和内疚等痛苦情绪；

（3）重复地对创伤经历进行"想象暴露"（即患者反复回忆并大声叙述创伤经历），随后谈论创伤事件以及事件发生时个体的情绪和想法，也就是通过重述和谈论创伤经历完成"想象暴露"。

现场暴露和想象暴露都是延长暴露疗法的核心内容。之所以采用它们是因为大量证据表明，它们可以有效减轻身患特定恐惧症、惊恐障碍、社交焦虑症以及强迫症等疾病的人的焦虑和痛苦。始于 20 世纪 80 年代中期的诸多研究结果表明，延长暴露疗法能够有效减轻 PTSD 以及其他由创伤所致的问题

（例如抑郁、焦虑、内疚、物质滥用和易怒等）。显然，没有人能保证延长暴露疗法会对所有人起效，但是它确实帮助了全球数万人。

现场暴露和想象暴露旨在通过帮助 PTSD 患者直面创伤记忆以及与创伤记忆相关联的场景，来帮助他们完成对创伤事件的情绪加工。这是一个非常有效的方法，它能够让患者意识到，创伤记忆以及与创伤经历有关的场景或者活动与创伤事件本身是完全不同的。患者会知道，他们可以思考创伤事件甚至暴露于与创伤事件有关的场景之中，他们可以忍受焦虑，并且他们一开始体验到的焦虑和痛苦会随着时间的流逝而逐渐缓解。就是在他们意识到自己可以掌控痛苦，以及此前害怕的记忆和场景的这个过程中，他们重新拿回了生活的主导权。

通过直面恐惧，例如重新面对创伤记忆和创伤提示物，患者会明白，自己是可以忍受这些场景的，并且不会有坏的事情发生。他们也会明白，即使他们是在面对自己想要回避的场景，并产生了痛苦情绪，这种痛苦情绪最终也是会减轻的。他们还会明白，自己不会发疯也不会失控。想象暴露和现场暴露的练习可以帮助 PTSD 患者区分创伤事件以及与创伤事件相似但没有危险的事件之间的不同。明白这种不同可以让患者将创伤事件看作是一个在特定时间和空间发生的特定事件,这种意识也会帮助他们克服"全世界都很危险"以及"我完全无法掌控"的感受和想法。

PTSD 患者总是会说,回想创伤事件会让他们感到创伤事件又发生了一遍,而这种感受正是他们选择回避与创伤事件有关的场景的原因。重复进行创伤记忆的想象暴露可以帮助患者区分过去和现在。它使患者明白,尽管回想创伤事件会让他们非常难受,但是这并不意味着创伤事件再一次发生了,所以回想创伤事件并不危险。重复的想象暴露还可以帮助患者对发生在他们身上的事情产生新的认知。举个例子,有些人会因为自己没有竭尽全力抵抗攻击者而感到内疚,但通过重复回想创伤事件,他们可能很快就会意识到自己已经竭尽所能去抵抗了,或者自己抵抗得越激烈,受到的伤害可能就越大。所有这些认知上的改变都能有效减轻他们的 PTSD 症状,并且给予他们掌控感和胜任感。

延长暴露疗法的治疗通常会持续 8～15 周,每周进行一到两次,通常一次治疗的时长是 90 分钟,每次治疗由心理治疗师和 PTSD 患者一对一共同完成。在第一次治疗中,心理治疗师会：

（1）收集有关创伤经历以及患者症状的信息；

（2）向患者解释治疗原理；

（3）详细地讨论想象暴露和现场暴露；

（4）制作一个包含了患者回避的所有场景的清单来规划治疗方案；

（5）确保患者充分了解即将进行的心理治疗。

从第二次治疗开始，心理治疗师会帮助患者面对现实生活中那些因让患者回想起创伤事件而被患者回避的场景（现场暴露），然而，这些场景在现实生活中都是非常安全的。举个例子，在进行现场暴露时，机动车车祸幸存者会被要求练习开车，并在车祸现场周围行驶，这些通常是他们的家庭作业。

对创伤记忆进行想象暴露（例如重新回忆）是从第三次治疗开始的。心理治疗师会指导患者闭上双眼，回想创伤经历，并用现在时态大声地将它们说出来，就如同创伤事件正在发生一样。每次治疗中，心理治疗师都会让患者花大概 45 分钟去回想创伤经历。治疗师还会对患者的叙述进行录音，并布置家庭作业,让患者回去听那些录音。在每一次练习想象暴露的治疗中,心理治疗师都会鼓励患者毫无保留地、更深入地回忆和挖掘更多的细节。有关延长暴露疗法的患者练习手册会更详细地描述治疗过程和治疗方法。

尽管标准操作是患者一周进行一到两次的心理治疗,但是美国及欧洲的一些项目在提供延长暴露疗法时要求患者进行更加密集的心理治疗(患者两周内每天都要去诊所接受心理治疗)。

针对机动车车祸幸存者的现场暴露练习

为什么 PTSD 患者不能自己完成延长暴露疗法？ 为什么他们一定要和心理治疗师一起完成？

　　创伤幸存者的自然恢复过程会被扰乱。在经历创伤事件后，大部分人很快就会表现出 PTSD 症状(如创伤记忆突然闯入脑海、睡眠问题、过度警觉等)，但很多人还是可以继续做他们生活中必须做的事情，并能够面对那些相对安全但是与创伤事件有关的人、地点或场景。随着时间的流逝，当他们已经适应了带着创伤记忆努力生活时，一切都会变得越来越容易，这就是自然恢复。然而，那些回避与创伤事件相关的或者令他们感到不舒服的人、地点或事物的创伤幸存者，则会继续经历焦虑，且程度会越来越严重。除此以外，随着时间的推移，他们回避的事物会越来越多。当幸存者患上 PTSD 时，他们的恐惧和焦虑可能已经非常强烈且根深蒂固，他们的生存空间可能也变得非常狭小。PTSD 患者有时会问我们，对于创伤记忆，他们在治疗中做出的反应和他们的日常反应有什么不同，因为日常生活中他们的创伤记忆每天也可能被触发上百次。我们解释道，举一个读书的例子来类比，在治疗开始之前，他们一打开书,创伤记忆可能就会被触发,于是他们就把书关上了。这种情况一天可能会发生很多次。但是在延长暴露疗法治疗中,虽然他们的创伤记忆也会被触发,但他们不会关上书,他们会从头到尾、一字一句地反复阅读这本书,直到他们觉得读懂这本书了,而且在读书时也不会再感到那么痛苦。这段创伤记忆会成为他们人生故事中的一部分,并与他们的生活相融合。

如果患者希望再次面对与创伤事件有关的场景,这是他们受益于治疗的一个很好的标志。如果他们能够自主使用在延长暴露疗法治疗中学到的现场暴露,那么面对与创伤事件相关的场景将会对他们很有帮助。但问题在于,PTSD 患者在不同程度上都倾向于回避与创伤事件相关的场景,从而导致延长暴露疗法很难奏效。举个例子,如果患者过度自我保护,或在特定场景中没有对暴露目标进行清楚思考,或在感到非常难受的时候停止了治疗,这些情况很可能导致延长暴露疗法的治疗效果不佳。特别是,如果患者尝试面对某个场景,但事情没有像他们设想的那样发展,他们可能会更加坚信这一场景是危险的。要想达到最佳治疗效果,需要做到以下几点:

(1)事先清楚地确认暴露目标(患者应该暴露于什么样的场景之中以及为什么要暴露于这个场景中);

（2）设置一段足够长的暴露时间，让患者体会压力的增加和减少，从而让他们明白即使身处那样的场景，他们的痛苦也是可以减少的，此外这个场景也没有他们想象中的那么可怕；

（3）重复地暴露，直到患者感受到自己的进步，并且治疗过程开始泛化，即随着时间的推移暴露练习变得越来越简单，并且可以被运用到更多不同的场景中去；

（4）回顾并讨论患者暴露在特定场景中的体会（例如讨论暴露在某个场景中是比他们想象中的更难还是更简单，暴露练习如何影响他们对于自己和世界的看法等）。

回避症状是 PTSD 的核心症状，一旦幸存者患上 PTSD，在没有他人（指未患 PTSD 的人，例如心理治疗师）支持和规划的情况下，幸存者想要暴露于目标并完成暴露练习是不太可能的。所以心理治疗师要留意并快速指出患者身上出现的任何主动或被动的回避行为，从而确保他们在每次的暴露练习中都能得到最大的收获，这就是心理治疗师的工作。这其中包含了提前设置好暴露练习的难度，避免过难导致患者无法成功或者过易导致患者无法获取成就感。心理治疗师还需要观察那些隐秘的自我保护行为，例如患者出于心理安慰在口袋里装着治疗焦虑症的药物，或者只在他人的陪伴下前来治疗，又或者只在一天的某个特定时间段来治疗。我们告知前来接受延长暴露疗法治疗的患者,我们会"推"着他们走出舒适区,但不会脱离安全区。

什么是虚拟现实暴露疗法?

虚拟现实暴露疗法(virtual reality exposure therapy,VRET)使用计算机技术建立一个用户可以与之互动的 3D 沉浸式世界。用户通常会佩戴像头盔一样的头戴式显示器(面前有一个显示屏)、耳机以及位置追踪器。每当用户移动头部时,位置追踪器可以捕捉到头部的移动并实时切换显示屏上的画面。还有许多应用程序使用手持传感器或者操纵杆去帮助用户在虚拟环境里完成操作。

在虚拟现实暴露疗法中,心理治疗师会展示患者描述的画面并且实时改变画面,使之与患者描述的内容保持一致。这与之前介绍的延长暴露疗法相似,只是在虚拟现实暴露疗法中患者的眼睛是睁开的,因此他们可以看到虚拟环境里的画面。尽管虚拟环境也可以模拟机动车车祸、恐怖分子袭击以及自然灾害等场景,但在大部分采用虚拟现实暴露疗法来治疗 PTSD

的案例中,治疗对象是退役军人。

　　如果我们想对托马斯采用虚拟现实暴露疗法,我
们会使用一辆虚拟的军用汽车。在虚拟环境中,我们
会让他坐驾驶座上,并让他开车沿着沙漠里的一条高
速公路行驶,驾驶座旁边和后面都坐着他的战友。如
他在想象暴露中描述的那样,我们会在画面中引爆简
易爆炸装置,然后整辆车都冒着浓烟,在画面中他也
如同之前所说的那样成功逃脱了出来。只要托马斯
需要,我们会一遍又一遍地重复这个过程。

什么是认知疗法？

　　认知疗法可以帮助 PTSD 患者了解创伤经历是如何改变
他们的思考方式的,并且纠正那些不正确或毫无益处的想法。
在经历创伤事件后,有些人会极度缺乏安全感,并认为自己身
边危险重重。他们可能会对发生的事情感到自责,也可能会对
自己为了活下来而做的事情感到内疚。如果其他人未能幸存,
他们可能会产生"幸存者有罪"的想法。他们可能会觉得自己
非常脏、非常坏或者非常无能。一般情况下,他们很难再信任

他人。在认知疗法中,心理治疗师会帮助 PTSD 患者识别那些毫无帮助且不正确的想法。他们会和患者一起讨论为什么这些想法不正确,然后鼓励患者用更有帮助且正确的想法去代替原有的想法。通常心理治疗师给患者布置的家庭作业就是让他们把那些没有帮助的想法都写下来,从而学着辨别和挑战这些想法。认知疗法往往需要 8～12 次治疗,并且通常一周进行 1 次,由心理治疗师和患者共同完成。

什么是认知加工疗法?

认知加工疗法是聚焦创伤的一种特殊形式的认知疗法,该疗法的基本理念在于对创伤事件导致的猜测和信念进行质疑。认知加工疗法包含了识别、挑战那些关于自身或创伤经历的无益且扭曲的想法,并用有益的想法加以替代。这些有关创伤的无益想法及其对患者造成的影响叫作卡点(stuck point),认知加工疗法的大部分内容都集中在消解这些无益的想法上。认知加工疗法的第一次治疗会从心理治疗师向患者讲授 PTSD的基础知识开始,然后治疗师与患者讨论患者的创伤经历以及 PTSD 经历,之后对治疗方案做一个总体的介绍和解释。讨论

的内容包含什么是卡点，在创伤事件发生后卡点是如何导致回
避症状和 PTSD 的，以及在经历创伤事件后患者可以采取哪
些不同的方式来调整自己的思维方式以避免日常生活受到影
响，包括引导患者产生合理的信念，以及不要将从一种创伤场
景中学到的内容过度地套用于另一种场景中等。第一次治疗
结束前，心理治疗师会引导患者完成第一次影响陈述，即要求
患者具体描述创伤事件是如何影响自己的。这个影响陈述可
以提供一手信息来识别患者的卡点，也是后续治疗工作的重要
基础。第二次治疗首先会对第一次影响陈述进行回顾，然后介
绍创伤事件、想法和感受之间是怎样相互联系的。在患者理解
了这些概念后，心理治疗师会指导他们完成思维监测表（称为
ABC 工作表），并让他们使用这个表来观察对自身无益的想法
以及造成 PTSD 症状持续的思维模式。接下来的第三次治疗
则会使用 ABC 工作表来挑战患者的思维，从而帮助患者进行
认知重构。

　　认知加工疗法有好几种，其中有些会要求患者写下叙述创
伤事件的文章（创伤事件中发生了什么），并将其作为第三次以
及第四次治疗的家庭作业，然后在第四次和第五次治疗中患者
会和心理治疗师一起读这些文章。这些文章以及 ABC 工作表

可以为识别卡点提供基础背景,因为卡点通常与安全感、信任感、力量或控制力、自尊和亲密关系等主题相关。剩下的治疗聚焦于使用思维挑战工作表对卡点进行更深入的认知挑战,从而帮助患者摆脱卡点并采用另一种更有益的思维替代。最后一次治疗的重心会放在前面提到的五大主题上。认知加工疗法通常包含 12 次治疗,采用一对一或者小组治疗的形式。

在使用认知加工疗法时,确保患者按时完成 ABC 工作表和思维挑战工作表是非常重要的。如果有的患者觉得写字很困难,他们可以用电脑打出自己的答案或者将针对表单问题的回答录下来。对于患者来说,关键是要学会注意自己的思维模式并且努力用更有益的思维代替卡点。

什么是眼动脱敏与再加工疗法?

在眼动脱敏与再加工疗法治疗中,心理治疗师会要求 PTSD 患者回忆创伤事件中最糟糕的画面。心理治疗师会和患者一起识别出闪现在患者脑海中的与这一画面有关的文字。这些文字并不是创伤事件发生时患者真实说过的话,而是"我现在很不安全"这类时常闪现在患者脑海中的文字。接着心理治疗师会要求患者去分辨当脑海中浮现出那个画面时他们的情绪如何,并且记住脑海中闪现的文字以及当他们感知到情绪变化时自己的肢体动作是什么样的。当患者的脑海中浮现出那个画面,闪现与这一画面有关的文字,并且患者将精力都集中在自己身体上时,心理治疗师通常会伸出两根并拢的手指在患者的眼前晃动。患者会被要求追随心理治疗师前后移动的手指,来回转动眼球。在眼动脱敏与再加工疗法的眼动任务之间,心理治疗师会与患者确认他们是否有注意到任何画面、文字和情绪的变化,然后会帮助患者将注意力放到下一组的眼动上。一旦与创伤记忆有关的伤痛有所缓解,患者和心理治疗师就能够探索创伤事件的意义并且去寻找新的思考创伤事件的方式。眼动脱敏与再加工疗法共包含 4~12 次治疗,通常一周进行 1 次,由心理治疗师和患者一对一共同完成。

眼动脱敏与再加工疗法的工作原理与延长暴露疗法很相似的几点是患者会被要求关注创伤经历的多个方面——画面、文字和情绪——并且会被要求反复思考这一切到底意味着什么,直到他们的痛苦减弱;此外,他们对于创伤事件的看法也会发生改变。对于一些患者来说,一开始他们可能会觉得来回的眼动非常奇怪。一些治疗师和研究人员认为来回的眼动可以帮助我们处理情绪,例如做梦时我们会进入快速眼动睡眠(rapid eye movement sleep,REM sleep)。还有一些治疗师和研究人员认为来回的眼动可以分散患者对回避策略的注意力,从而使患者的痛苦情绪得到加工。

在眼动脱敏与再加工疗法的练习过程中,有时患者脑海中的画面会发生改变,有时文字会发生改变,有时患者的情绪会发生改变。通常,我们都是从最糟糕的画面开始,即那些会给患者带来最糟糕感受的最糟糕记忆。第一次治疗通常会将重点放在这个最糟糕的记忆上。心理治疗师会要求患者在脑海中重现一个场景,将注意力集中在脑海中浮现的文字以及情绪上,同时还会要求患者紧紧跟随眼前大约一英尺①距离的心理治疗师的手指转动眼球。在一组眼动完成之后,心理治疗师会引导患者"放空大脑",然后做深呼吸。接着心理治疗师会要求患者重新回忆此前的场景、文字以及情绪,并且告诉心理治疗师他们的感受。这就像是患者和心理治疗师一起跳了一场舞。当患者叙述了他们的感受后,心理治疗师就会指导患者在下一组眼动中应该关注什么。在这种一来一回的练习中,患者会克

①　1英尺≈0.30米。——译者注

服创伤事件对自己造成的影响,以及勇敢面对其他一些与创伤事件相关的记忆,最终获得良好并且闯入性不那么强的自我感受。有时患者会感到脑海中的场景逐渐消失或者越来越模糊了。很多时候患者会发现自己对于创伤事件有了新的看法,例如"我做到了! 那个人再也无法伤害到我了",或者"这一切都过去了"。通常患者都会感到与创伤记忆相关的感受变得越来越弱,越来越没有闯入性了。

做梦时我们会进入快速眼动睡眠

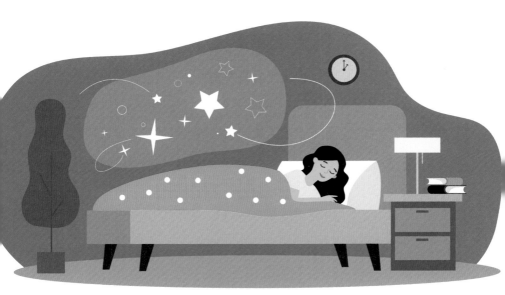

什么是循证护理？

　　循证护理意味着相关治疗方法被客观评估过并且研究证明它们有效，以及心理治疗师在治疗患者时使用的是经科学研究证明有效的治疗方法。如果目前没有任何治疗方法被证明是有效的，或者如果有效的治疗方法在特定人群中显示无效，循证护理就意味着收集客观证据从而判断所提供的治疗方法是否有效。心理治疗师根据个人的临床判断选择自认为有效的治疗方法，这并不属于循证护理。举一个和 PTSD 无关但可能有助于人们理解循证护理的例子，如果一种特定的抗生素已经被证明对某种感染有效，那么当一个患者因为同样的感染问题来找医生时，医生应该使用这种抗生素；如果这种抗生素对这个患者无效，那么医生就需要尝试另一种抗生素并客观地通过收集证据来评估新的抗生素是否有效。通过这样的系统操作，心理治疗师就为患者提供了针对某种病症的最有效的治疗方法。

其他的治疗方法有效果吗？

为了帮助 PTSD 患者，许多心理治疗师在尝试各种治疗方法。然而，很多治疗方法都没有经过科学研究评估，我们很难去评价它们是否真的有效以及对谁有效。为了取得最好的治疗效果，我们还是鼓励 PTSD 患者去向接受过循证护理训练的心理治疗师寻求帮助。

对于正在接受治疗的 PTSD 患者来说，有哪些有效的工具或者资源？

现在很多应用程序都会提供心理健康护理的信息，并重点关注 PTSD、抑郁症以及创伤幸存者会遇到的其他一些心理问题。然而，这些应用程序中有很多都没有得到过评估，我们无法判断它们是否有帮助。在考虑是否要使用某个应用程序时，创伤幸存者应该首先思考他们使用这个应用程序的目的是什么。他们是希望这个应用程序能够帮助他们短暂地缓解当下不好的感受，还是希望这个应用程序能够帮助他们治疗 PTSD

或者抑郁症？如果幸存者的目的是治疗或者摆脱 PTSD，那么与心理治疗师讨论下这个应用程序及它的有效性可能会是个很好的主意。

因为设计、营销和推广某些应用程序并不需要心理健康方面的专业知识，所以大众应该对此类应用程序保持警惕，应使用那些由心理健康专家和 PTSD 专家开发的应用程序。一些由非 PTSD 专家开发的应用程序实际上可能会鼓励回避行为，这反而会阻碍 PTSD 症状的缓解或者导致更多心理问题的出现。举个例子，有些意图虽好但实际上毫无用处的应用程序会提醒创伤幸存者他们的心跳正在加快，并且建议他们立刻停止正在做的事情。对于 PTSD 患者来说，心跳加速可能是由于创伤记忆被触发，但是也有可能只是和正常人一样的普通心率变化。然而，很多应用程序在检测到心跳加速之后都会建议幸存者立刻停止正在做的事情，并通过呼吸练习降低心率。这些建议看上去好像很有用，因为幸存者减少了应用程序认定的焦虑行为，但心率增加可能只是因为幸存者在快步行走（而不是与创伤事件有关），或者是因为幸存者看到了一个并不危险的触发物。为了降低心率而让幸存者停止正在做的事情，这可能会对幸存者完成日常任务的能力产生负面影响，并且还会强化他们对于日常环境中的潜在困难和触发物的意识。这也是在鼓励幸存者去回避与创伤事件有关的事物，而我们认为幸存者应该重新面对这些事物。

作为 PTSD 的有效治疗方法的一部分，我们通常建议幸存者主动接触那些不危险的创伤触发物，并且一直待在相关场景里，直到他们的痛苦逐渐消失，之后他们就会明白那个场景并不危险，并认识到哪怕是直面创伤触发物他们也可以保持平静。而这些与某些应用程序所引导的恰好相反。因此，我们建议在使用任何应用程序或参与任何自助项目前都应该先征求 PTSD 专家的意见。

如果幸存者的日常生活基本没有什么问题，他们只是需要一些鼓励，或者需要一些鼓励其更积极应对创伤的方法，还是有许多有效的应用程序（例如，那些鼓励人们每天进行默想和运动的应用程序）能提供帮助的。然而，如果幸存者感到非常痛苦（幸存者及其家人的日常生活都受到了干扰并且幸存者很可能患有 PTSD），那么寻求心理健康专家的帮助来让他们的生活回到正轨才是更好的选择。

瑜伽或者其他一些健身运动有用吗？

　　瑜伽本身不是 PTSD 的一种治疗方法，但却是一种很好的培养健康生活方式和积极心态的运动。很多强度较大的延长暴露疗法会把瑜伽作为一种健身运动。任何可以帮助培养健康生活方式和积极心态的做法都是值得推荐的，例如瑜伽、

瑜伽是一种很好的培养健康生活方式的运动

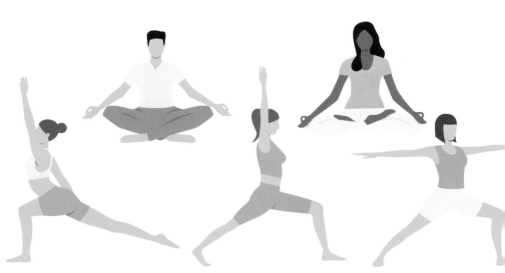

睡眠卫生、健康饮食以及家人间良好的沟通等。

什么是睡眠卫生?　它为什么重要?

　　睡眠卫生指的是良好的睡眠习惯。创伤幸存者患有睡眠障碍的情况非常普遍。事实上,很多人在经历了危及生命的事件后都会有难以入睡或难以醒来之类的睡眠问题。创伤幸存者为解决这类睡眠问题所采取的措施,可以决定这类问题是会随着时间流逝而逐渐好转还是会迟迟无法得到解决。

　　对于一些幸存者来说,失眠是一个持久的问题。如果幸存者面对失眠问题抱有一些无益的想法,例如"我可能再也睡不着了"或者"我今晚必须睡着,不然我明天就什么都做不了了",久而久之他们的失眠症状很有可能会加重。除了这些于事无补的想法和失眠问题,如果创伤幸存者养成了不良的睡眠习惯,这可能会产生更多的问题。对于遭受了创伤并罹患 PTSD 且有长期睡眠问题的人来说,以下关于睡眠卫生的建议大有裨益。

　　睡眠卫生一直都非常重要。而 PTSD 会打乱很多人的睡眠状态,所以对于 PTSD 患者来说,睡眠卫生就更为重要了。

睡眠卫生包括以下内容:

(1)晚上减少刺激性食物(例如咖啡因和糖等)的摄入。大部分人可以晚餐后再停止摄入刺激性食物(例如喝含有咖啡因的咖啡或者吃巧克力),这样做不会影响睡眠。但是对于一些对咖啡因、糖或巧克力等刺激性食物很敏感的人来说,在午餐后就停止摄入这些物质,可能才有助于晚上尽快入睡。

(2)睡前避免饮酒。尽管喝酒可以让你感到昏昏欲睡,但是酒精其实会干扰良好的睡眠状态。一般建议在睡觉前两小

晚上需要减少咖啡因、糖等刺激性食物的摄入

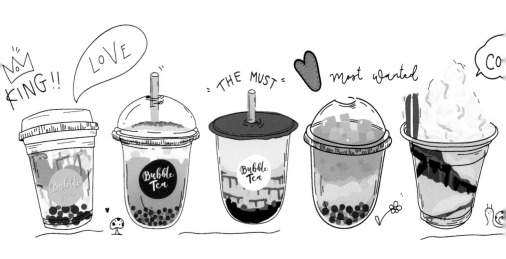

时就停止饮酒。

（3）规范日常生活行为（包括睡觉、起床、吃饭以及锻炼等）。我们建议每天都在同一时间睡觉和起床。当睡眠生物钟形成时，面对特殊情况（例如生活压力），我们才能更加容易地维持自己的日常作息。

（4）睡前不要频繁查看时间。不停地查看时间只会让你更加清醒，所以睡前最好不要这样做。为了查看时间，你可能需要改变身体姿势，比如抬起脑袋，而且在明明需要昏暗环境的情况下你可能还要去开灯。虽然你可能只是想知道到底几点了，但伴随着这些想法你的身体会做出相应的动作，结果你会变得更加清醒。在你想睡却又睡不着的时候，也不要频繁查看时间。如果在前半夜频繁查看时间，你很有可能会担心这将是一个糟糕的夜晚。如果在凌晨频繁查看时间，你可能会担心自己再也无法入睡并且担心接下来的一天自己都会很疲惫。要记住，我们所有人都会经历睡眠不足，但是第二天我们的生活基本都可以正常运转，所以睡眠不足并不是什么大事。

（5）感到困了就去睡觉。不要躺下，直到你觉得自己很困了，困到你的头碰到枕头就能睡着。累和困不是同一个概念。如果你很困，就停止一切活动，立即去睡觉。

（6）不打算睡觉就不要待在床上，等你困了再回到床上。如果你在床上躺了一段时间，原本应该已经入睡却没有睡着，那就起床去做一些别的事情。但不要做一些令人兴奋或刺激的事情，可以做一些让人觉得乏味无聊的事情，也不要使用电脑或者其他带有屏幕的产品。

（7）睡前一小时不要使用带有屏幕的产品。研究表明，临睡前还对着手机或电脑屏幕，会干扰睡眠。

（8）设置闹钟以确保每天在固定的时间起床。把闹钟设在

感到困了就去睡觉

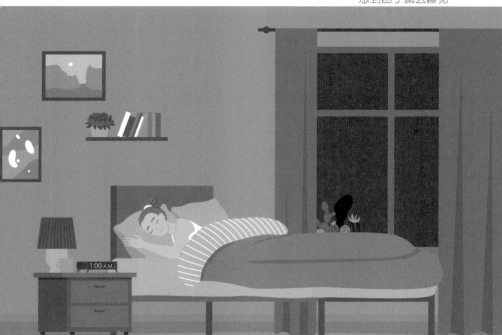

你必须要起床的时间点，闹钟响时立刻起床。按暂停按钮并再多睡一会可能会让你觉得很舒服，但是贪睡并不能带来高质量的睡眠，反而是在浪费时间。很多人都说这么做会让整个人感觉更加昏沉。

(9) 避免打盹。在美国，很多成人的作息里都不包含打盹或者午睡，美国人的身体作息默认他们在晚上获得了充足的睡眠。如果他们白天打盹的话，晚上他们可能就很难睡着，这意味着第二天他们可能会觉得非常疲劳，从而形成恶性循环。

对于创伤幸存者来说，"暴露"意味着什么？

在战区，"暴露"意味着生命容易受到威胁，这是非常危险的。在公共卫生领域，"暴露"意味着与可能有害的因素（如传染病或者受污染的区域）接触。然而，在 PTSD 治疗中，由于回避创伤提示物会导致 PTSD 症状持续或进一步加重，"暴露"即意味着有意以一种安全的治疗方法去面对这些提示物。因此，当我们谈到 PTSD 的治疗时，暴露疗法是一种较优的治疗方法。虽然对于创伤幸存者来说，暴露于与创伤经历有关的场景中是一件很难的事情，需要足够的胆识和勇气，但是为了治愈 PTSD,暴露疗法是十分必要的。

是否有机构对 PTSD 的治疗方法进行评估?

2017 年,有机构针对 PTSD 的治疗方法发布了参考指南:其中一份是美国心理学会(American Psychological Association,APA)发布的,另一份是美国退役军人事务部与美国国防部联合发布的。后者主要针对军人,而前者则适用于所有创伤幸存者。两份指南的结论十分一致。

两份指南都推荐了本章讨论到的所有治疗方法。延长暴露疗法以及认知加工疗法在美国心理学会发布的指南中被强烈推荐,眼动脱敏与再加工疗法被推荐在特定情况下使用。在两份指南中,有 4 种药物被提及可用于治疗 PTSD,它们分别是:舍曲林、帕罗西汀、氟西汀和文拉法辛。可缓解焦虑的药物,如苯二氮䓬类药物(包括阿普唑仑、地西泮以及劳拉西泮等)不被推荐用于治疗 PTSD,并且已有研究表明这类药物会影响延长暴露疗法的效果。两份指南都不推荐 PTSD 患者同时接受药物治疗和心理治疗,因为已有的证据显示,对于大部分人来说,两种治疗方法结合使用并不比单独使用其中一种效果更好。

关于选用哪种治疗方法，PTSD 患者的个人意向重要吗？

当然重要！研究表明,如果人们更倾向于选用某种治疗方法,那么,对于他们而言,这种治疗方法的效果可能更好。因此,在其他条件相同的情况下,让患者自己选择一个听起来更有吸引力或者更能接受的治疗方法会更好。然而,其他条件并非总是相同,在这种情况下,医生或者心理治疗师会根据患者的情况提供具体的治疗建议。现在并没有足够的证据表明哪些特定的治疗方法对哪些特定人群有效,但是我们一直在尝试通过科学研究去回答这个问题。

如何判断治疗方法起效了？

在进行循证护理时,我们会在治疗的不同阶段对患者的情况进行检查,这样做是为了更好地了解患者的病情以及患者对治疗的反应。心理治疗师应该向患者询问一些标准化的问题来检查他们的 PTSD 或抑郁情况,或者患者应该在治疗的不同阶段完成治疗师提供的问卷,起码要完成治疗前和治疗后的两次问卷。为了解治疗进展,一般每次治疗时我们都会让患者完成 PTSD 检查表以及抑郁测试。患者和治疗师会一起回顾患者的答案来评估患者对治疗的反应。聚焦创伤的心理治疗通常至少需要 6 次治疗才能让患者意识到病情有所好转,需要 9 次治疗才能完全起效。

使用标准化的问卷可以检查患者对于治疗方法的反应。有时我们将一些设备与患者的皮肤相连来观察他们的身体反应,比如通过检测眨眼的幅度来观察他们对噪声的恐惧程度,

心理治疗师应该了解患者的PTSD或抑郁情况

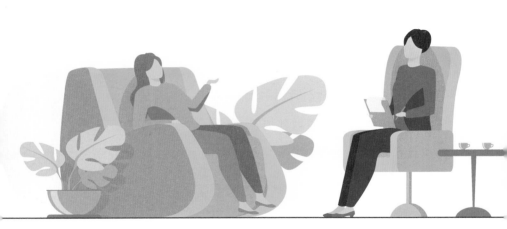

或者通过检测手心出汗程度来观察他们的皮肤电导反应。

对于 PTSD 患者来说,识别 PTSD 症状及相关的问题,留意哪些东西会让他们感觉好一点,哪些东西会让他们感觉更难受,这些都十分重要。有时人们因为受惯性思维影响而没有意识到有些东西已然发生变化,例如他们不再做噩梦了,或者他们还是有一些创伤记忆,但是这些记忆不再像以前那样困扰他们了。有时,PTSD 患者可以试着询问一个亲近的朋友或者家人是否有注意到什么,或者是否有观察到任何变化。我们只建议 PTSD 患者去询问朋友或家人(如果朋友或家人对其遭遇的创伤事件知情,并且知晓也十分支持其接受治疗);不推荐PTSD 患者去询问那些可能会与其争论的人。

对于心理治疗师来说,接受治疗的人就是客户,这一点需要铭记。PTSD 患者应该全程参与治疗过程,包括挑选适合自己的治疗方法、治疗师,并且评估自己在治疗过程中的反应等。如果他们有所不满或者有顾虑,他们应该及时告诉自己的治疗师。

如果患者想要退出治疗，该怎么办？

PTSD 本质上就是一种回避障碍。哪怕患者已经开始接受治疗，想要回避的欲望还是会继续存在。除此之外，PTSD治疗本身就是一项很艰难的工作，还可能会引发各种各样的问题。通常患者在感到有所好转之前，会觉得情况变得更糟了。所有的 PTSD 治疗方法（包括药物治疗以及心理治疗）都有着极高的退出率，我们认为这是由回避症状造成的。曾经有患者告诉我们，在他们开车前往诊所的赴约途中，很多时候他们想让车一直行驶，永远不要停下来。

患者在某个时刻想要退出治疗是很正常的，他们可能觉得看心理医生和看牙医是一样的——通常，没有人会真的期待看医生。然而，为了让自己好转起来，他们必须坚持参与治疗并且接受全程治疗。有的患者在察觉到自己的症状有所减轻后就想要停止治疗，但是他们仍有一些痛苦的情绪和记忆，这需要心理治疗师帮助他们一起应对。在这个时刻停止治疗是极其危险的，因为在症状重复出现的时候，患者可能会觉得治疗没有效果或者治疗效果不持久。我们可以将大脑看作是一座花园，PTSD 则是花园里的杂草。若一个 PTSD 患者在症状有所减轻后停止治疗，这就像花园中的杂草才除了一半他就停了下来，他可能会有一些收获，但是杂草很快就会重新长出来并且再次覆盖花园。同样的道理，如果他中途停止面对创伤记忆，那些无益的想法和痛苦会继续存在，甚至情况会变得更加严重。但如果他将整个花园的杂草都处理干净，并且保证之后只要杂草长出来他就能立即除掉，整个花园就可以长期保持富饶健康的面貌。同样的道理，如果患者接受了全程治疗，处理了所有创伤记忆和回避症状，他的 PTSD 症状会逐渐消失。当回避症状出现时，如果患者可以使用在 PTSD 治疗中学到的方法去应对，那么随着时间流逝，他也会持续好转。

　　以下几点可以帮助患者坚持参加治疗从而获得更好的治疗效果。其中一点就是让患者时刻铭记当初主动寻求治疗的原因。PTSD 给他们带来了哪些损失？他们想要从 PTSD 治疗中获得什么？在激励自己时患者需要非常具体地阐述原因，"摆脱 PTSD 并重拾生活的主导权"这种话可能对一些患者来说是有效的，但是对于大部分患者来说，在自己难以坚持的困难时期，尽可能具体地说出自己需要坚持的原因可能会更有效。对于有的患者来说，更具体的原因可能是"我想要去参加我儿子的足球比赛,和他一起踢球"或者是"我想要再次与我的伴侣建立亲密关系",又或者是"我不想再做任何有关性侵犯、战争或其他创伤事件的噩梦了"。

那些关心患者的人呢？如果有朋友或者家人可以给予支持和鼓励,那就顺其自然地接受吧！但是,如果患者的 PTSD 症状可能会成为吵架或者争论的焦点,我们就不建议在治疗过程中寻求来自朋友或者家人的支持。

如果患者想要提前退出治疗,他们可以仔细回想下过去那些非常困难但最后他们都成功完成的事情。是什么帮助他们完成了这些事情?

还有很重要的一点需要记住,PTSD 的治疗周期并没有那么长。我们曾治疗过痛苦了数十年的患者,仅仅在几周的时间里,他们就恢复到了创伤事件发生之前的状态。虽然治疗过程很艰难,但是一切都值得。

如果患者想要中途退出治疗,那么最重要的一件事就是将这个想法告诉自己的治疗师。患者不用担心这个想法会伤害治疗师,这些专业人士明白这是与 PTSD 斗争过程中可能会出现的自然反应,并且他们可以帮助患者解决这个问题,从而使患者继续接受治疗。每次治疗的最后,治疗师都会和患者约定好下一次治疗的时间。治疗很辛苦,但是治疗过程还是很短暂的,而且接受治疗绝对是值得的。

什么是加强疗程?

对一些完成了有效 PTSD 治疗的患者来说,他们可能还需要一个加强疗程。有些患者可能会认为他们所有的强烈情绪体验都与 PTSD 有关。这最常见于受某些特定文化影响的患者,他们可能倾向于将所有的强烈情绪都标记为 PTSD 的症状,并且他们可能无法意识到 PTSD 的治疗是可以有效缓解他们的症状的。尽管这些患者可能在某个阶段一直患有 PTSD,但这并不意味着他们余生所有的强烈情绪都是 PTSD 的症状。对于这些患者来说,加强疗程的治疗重点在于教他们区分 PTSD 病情复发的症状和日常压力(例如离婚、婴儿出生等)造成的正常焦虑情绪的不同,这可以非常有效地帮助他们恢复正常生活。

虽然并不普遍,但是一些患者的 PTSD 症状可能会复发。这种情况通常发生在患者压力激增的时期,可能是因为他们又一次经历了创伤事件,或者是因为他们没有保持在治疗时习得的好习惯,并重新陷入了回避模式中。在这些情况下,加强疗程首先侧重于对患者当前应对这些症状的能力和资源做评估,从而决定治疗的具体内容。评估结果可能表明,加强疗程唯一需要的就是让患者学会再次使用之前治疗时学会的技能。针对新的创伤暴露,评估结果可能建议患者接受短期的或者全新的治疗。除此之外,如果之前的治疗对于缓解症状非常有效,那么提供相同的治疗也是一种有效的护理模式,同时还要考虑如何维持治疗效果以及是否需要增加一些特殊的干预方式。

如果治疗无效怎么办?

并不是每个患者对 PTSD 的治疗方法都会有所反应。原因多种多样,有时候可能只是因为时机不对,患者还没有做好准备,或者治疗时间不够,又或者患者生活中还发生了太多其他事情。有时候这可能只是因为治疗方法不合适或者治疗师不合适。幸运的是,患者有多个治疗方案可以选择。如果一种治疗方法不起效,那就换一种治疗方法。如果药物治疗没有达到预期的效果,可以试一试心理治疗。如果某位治疗师只知道一种治疗方法,患者不妨换一位治疗师,用另一种治疗方法来帮助自己走出困境。

如果患者是部分响应者,即他们的部分症状得到了缓解但其余的没有或者程度不够,他们还有一些其他的选择。在与治疗师讨论过之后,他们可以了解为什么治疗没有达到预期效果。举个例子,在延长暴露疗法中,有时这类讨论会暴露出我们之前所说的患者的自我保护行为。自我保护行为包含患者在治疗中四处张望、过度警觉或者整个过程中"极度紧张"等。在患者接受治疗的过程中,类似这样的行为会阻止他们的大脑和身体意识到其实并没有任何不好的事情发生;痛苦情绪可能会持续累积,但最后会慢慢释放到他们可以承受的程度。一旦这些行为被确认会妨碍患者取得全面的治疗效果,治疗师就必须要确保之后的治疗中不会再出现这样的行为。如果患者不能遵照医嘱服用药物,只是在他们觉得难受的时候服用或者服用剂量不足,他们应该努力克服。为了取得全面的治疗效果,患者应该放松、自在地与自己的治疗师进行一场完整而坦诚的对话,讨论他们的治疗反应以及治疗师的建议。目前有研究尝试在心理治疗的基础上增加药物治疗或者躯体治疗,例如重复经颅磁刺激(repeated transcranial magnetic stimulation, rTMS),试图检验这些疗法是否可以增强患者的治疗效果。

什么是纪念日反应?

有时患者会注意到,在治疗结束后他们的 PTSD 症状会在纪念日反弹。但很多时候他们都没有意识到这是一种纪念日反应。纪念日反应会被创伤事件发生的日期(也称为纪念日)触发,也可能会被一些不那么明显的事件触发,例如季节、气温以及天空的变化,或者患者的孩子成长到患者经历创伤事件时的年纪等。在接受了成功的 PTSD 治疗后出现的纪念日反应通常不需要额外的治疗。但是如果可以,我们希望将纪念日转换成评估患者在创伤事件发生后或者接受治疗后的进展情况的日子。

可以举一个案例来说明治疗究竟是如何开展的吗?

以下是辛西娅接受 PTSD 治疗的案例,我(本书的作者之一)是辛西娅的治疗师。

首先,我会对辛西娅遭受强奸后可能出现的问

题,例如 PTSD、抑郁、药物滥用等进行评估。一旦我
诊断出辛西娅确实患有 PTSD,我就会和她讨论不同
的治疗方案。研究结果表明,在 PTSD 治疗中,心理
治疗比药物治疗更加有效,所以我会建议她刚开始只
接受心理治疗。接着我们会讨论经过培训后我可以
提供的两种创伤聚焦疗法:延长暴露疗法和眼动脱敏
与再加工疗法。根据我的临床经验,我认为延长暴露
疗法会更适合辛西娅,因为延长暴露疗法的临床效果

纪念日反应可能会被一些不那么明显的事件触发

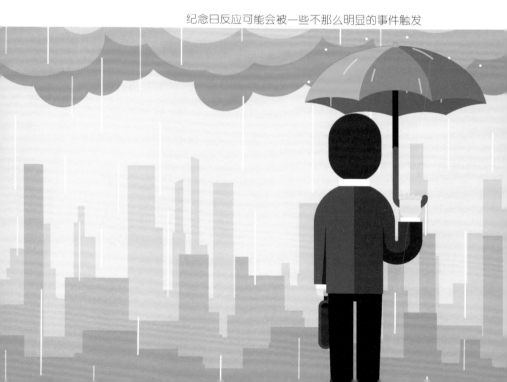

更为显著。并且辛西娅回避任何使她回想起创伤经历的场景，因此可以让她安全地暴露于创伤经历的疗法对于她的恢复会很有帮助。讨论过后，辛西娅和我都选择了延长暴露疗法。

在我与辛西娅的第一次会面中，我会找出她的症结所在，收集信息然后做出诊断。首先，我会询问她的创伤史。在与她交谈时，她透露自己 17 岁时曾出过车祸，但她似乎已经完全康复了。据此，我预感到自己在诊断出辛西娅患有 PTSD 后会再诊断出她患有抑郁症，虽然她本人可能会否认。接着，我会解释，如果我的判断是对的，一旦我们对 PTSD 症状进行治疗，抑郁症状应该也会有所好转。然后，就如同前面说的那样，我会和她讨论治疗方案，希望就在下次见面时开始进行延长暴露疗法治疗一事征得她的同意。

在第一次治疗中，我会对延长暴露疗法及治疗过程做一个大致介绍，然后收集有关强奸事件的更多细节，教会辛西娅如何做呼吸练习，然后给她布置家庭作业让她回去继续做呼吸练习。在之后的治疗中，我每次都会先检查她的家庭作业,然后展示当次治疗的流程。在第二次治疗中,我会告知辛西娅遭遇了强奸后会有的反应,并且给她一本手册。我们会一起讨论暴露疗法的原理(解释它为什么有效),重点关注现场暴露,然后我们会制作现场暴露的层次结构清单。这个清单里包含辛西娅试图回避的场景、人、地点和对话等,清单里的内容会使辛西娅感到害怕或者勾起辛西娅有关被强奸的感受和记忆。如果辛西娅否认自己有回避症状,我会花一些时间让她意识到她的一些"习惯",例如不愿意上学、约会或者出家门等,其实都属于回避行为。

在第三次治疗中,我会先解释想象暴露的内容,然后我们会针对整个有关强奸事件的记忆开展第一次想象暴露治疗。每当辛西娅在想象暴露进行的过程中睁开眼睛时,我就会问她"你感觉怎么样? 你有注意到什么吗?"接着我们会对她在想象暴露过程中的情绪变化进行梳理。在第四次或者第五次治疗中,我们会继续这个练习。到第五次或者第六次治疗时,我们会将注意力转移到"棘手的问题"(仍旧导致极大痛苦的部分创伤记忆）上，我们会在之后的治疗中继续努力去解决这些棘手的问题。总共需要 8 到 10 次的治疗。我还会使用"行为激活"的技巧帮助辛西娅更好地融入社交活动、学校以及家以外的生活中。在最后一次治疗中，我们会针对整个创伤记忆再做一次想象暴露，回顾她的进步以及她仍需要努力的地方，然后要么结束治疗，要么在结束延长暴露疗法治疗后，根据其他治疗目标决定我们是否需要一种新的治疗方法。

5   创伤会对儿童造成 什么样的影响?

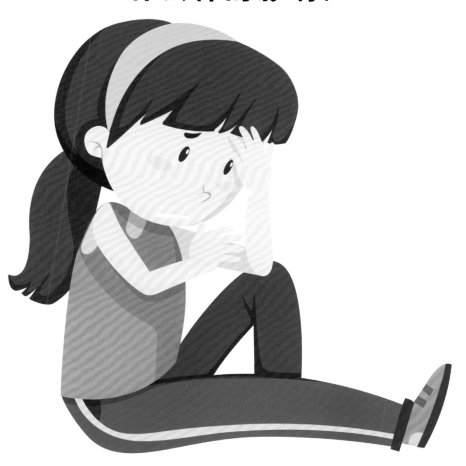

儿童不只是还未长大的小大人。儿童对世界的认知不同于成人，他们对于世界的运转方式有着自己认定的"规则"。理解和接受创伤事件对于成人来说都非常困难，对于儿童来说，这几乎更不可能。创伤事件对于儿童的影响可谓无处不在。儿童当然具有一定的复原力——他们可能经历过很多可怕的场景但最后还是会茁壮成长，但是他们对于创伤还是非常敏感的。儿童的神经系统还未发育完全，所以创伤会对儿童产生更为持久的影响。如果儿童没有遭受过创伤，他们长大后可能会成为不一样的自己。研究表明，遭受过创伤的儿童，他们看待自己以及世界的方式会发生改变，甚至他们的生物系统也会发生改变。这些变化会影响儿童长大后应对他人或压力事件的方式。在这一章里，我们会深入讨论创伤是如何影响儿童的，以及我们可以做些什么来减少或预防创伤给儿童带来的负面心理健康影响，例如 PTSD。

儿童创伤常见吗？

虽然我们都希望可以保护儿童免受创伤，但是儿童同样会暴露于成人经历过的各种类型的创伤事件中。并且不幸的是，在经历了创伤事件之后,很多儿童都无法得到他们极度需要的帮助,因为他们周围的成人认为儿童还不能理解已经发生的事情,所以他们不需要这样的帮助。

另外,关于儿童经历不同类型创伤事件的频率的研究是很难进行的,通常这样的研究在报告某些创伤事件(例如儿童虐待或性侵犯事件)时容易出错,因为这些创伤事件发生的频率经常会被低估。

儿童创伤

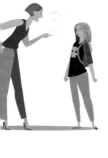
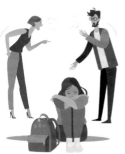
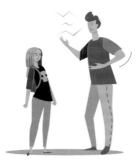
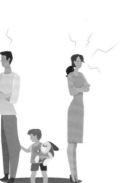
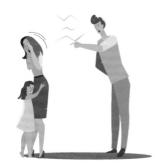
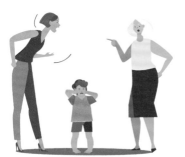

对于前文讨论过的各种类型的创伤,儿童遭遇自然灾害和犯罪事件的频率很大程度上与儿童所居住地区的成人相似。住在高犯罪率地区的儿童比住在低犯罪率地区的儿童更容易成为犯罪事件的受害者。研究表明,住在大城市中心区的人经历的创伤事件与军人在战场上经历的一样多,并且这其中很多事件是儿童曾亲眼看见或者亲身经历过的。住在易受自然灾害影响的高危住房(例如维修不善的住房或者临时住房)里的儿童以及流浪儿童更容易受到前文提到的创伤事件,例如失去住房或失去所有财产的负面影响。

处理躯体虐待、性虐待等创伤经历对儿童来说尤其艰难。在相关案例中,伤害儿童的人往往就是应该保护他们的人。这些本该被儿童信任的人背叛了他们,对他们实施了躯体虐待或者性虐待。除了遭遇了背叛,这些儿童还常被告知这一切都是他们的错,发生在他们身上的犯罪行为也都是因他们而起;他们还会被警告不允许将事情告诉任何人,否则别人就会认为他们是坏孩子。有时,施虐者还会威胁儿童,如果他们将事情告诉别人,他们的家人也会受到伤害。这样的经历让儿童感到无依无靠,在哪里都不安全。你可以想象,如果在你小时候你的世界被如此动摇过,这对你来说一定非常艰难,因为此后你都无法再回忆起或记住任何让你感觉安全的经历。你会觉得仿佛整个世界都要伤害你,你也不再相信有人可以保护你。

　　儿童通常都爱着那些伤害他们的人,或者有时渴望得到对方的关注,哪怕他们不喜欢对方对自己做的事情,这些使情况变得更加复杂。帮助受虐儿童正视这些情况是很重要的。像"你怎么可以在他伤害你之后还爱着他,他就是个禽兽"这种话往往是起不了任何作用的。儿童经常想要维护施虐者,所以让他们丝毫不觉羞愧地去揭露施虐行为是很难的。

儿童受到创伤后,照料者的角色有多重要?

　　对于儿童来说,创伤经历和他们的照料者(包括父母、监护人、养父母或者其他任何受托照顾儿童的人)联系紧密。在创伤事件发生时及发生后,儿童的控制力都要比成人差得多。儿童会受到照料者言行的影响。如果照料者深爱着儿童,非常愿意且有能力为儿童提供帮助,那么创伤造成的负面影响就会减弱。但是,如果照料者不堪重负,无法给予帮助或者没有足够的资源来帮助儿童,无法向儿童表达爱意,或者自己就是施害者,那么儿童受到负面影响的风险就会尤其大。

想想那些被困在政治或社会动乱以及战争不断的国家里的儿童。对于他们来说,他们经历了暴力事件、家园和安稳生活的丧失、与他们所爱之人的分离,目睹了暴行或其他恐怖事件,他们的创伤经历会日益增多。他们可能会因为暴露于暴力或者战争中而出现 PTSD 症状,同时他们还需要找到食物和住处。如果他们足够幸运,可以逃离冲突地带并搬到其他安全的地方,他们可能还需要学会一门新的语言来适应新的环境,这一切会让他们觉得孤独、无所适从。如果他们暴露于暴力中

经历过战争和动乱的儿童可能会出现PTSD症状

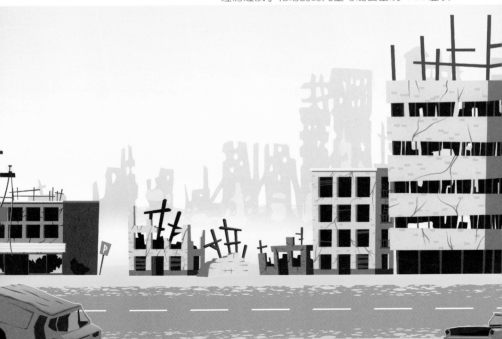

的经历导致他们患上了 PTSD,这会让他们觉得生活以及适应这些转变更为艰难。即使是在最好的条件下,这些转变对于儿童来说也是非常难以适应的,尤其是对于那些从创伤事件中存活下来的儿童来说更是如此。儿童是一个特殊的弱势群体,他们通常缺乏寻求帮助的能力。

遭受忽视的儿童会怎么样？

忽视是一种潜在的创伤事件,尤其是对于儿童来说更是如此。忽视常常发生在照料者无法满足儿童的饮食、住房以及情感需求的情况下。虽然忽视从很多方面来说都是有害的,但是如我们在前文中提到的那样,忽视不一定会成为一种创伤:我们做出专业的 PTSD 诊断时所说的忽视必须要极具创伤性,它会对儿童造成潜在的生命威胁。所以如果不给儿童食物使其营养不良,这种忽视就是一种创伤。特定的情感虐待,包含生命威胁以及身体威胁也是一种创伤。不论是否造成了创伤,被忽视的儿童遭受其他种类的创伤(包含躯体虐待、性虐待和性侵犯等)的风险都会更高。更糟糕的是,如果被忽视的儿童遭受过其他创伤,他们患心理健康疾病(例如 PTSD、抑郁症和物质滥用等）的风险也更高。德斯蒂尼（Destiny）10 岁的时候曾被人骚扰，回家告诉父母后，却被父母说她既无用又愚蠢；她从父母那里得到的信息是她毫无价值，也不值得被保护。这样的信息渗入她的大脑，形成了她的自我认知，这种自我认知哪怕是在她长大后也很难被改变。我们可以将忽视看作是有毒的土壤，它滋养壮大了生活中的压力。忽视也会改变儿童应对创伤和压力的方式，使他们更易受到心理健康问题（例如PTSD、抑郁症和物质滥用等）的影响。

托马斯的施暴父亲对他造成了哪些影响？

托马斯成长于一个混乱的家庭环境里。托马斯和他的母亲玛丽，都会受到他父亲迈克尔的躯体虐待。他的父亲下班后总是愤怒地回到家中，然后用皮带抽打他。在父亲打完他不久后，他就会听到隔壁屋里母亲的尖叫声。托马斯没有能力帮助母亲，并因此而感到内疚。

托马斯的父亲一直滥用兴奋剂，而且经常一连好几个星期都不在家。他家里因为父亲吸毒和经常旷工一直一贫如洗。玛丽在外也没有工作，所以当迈克尔消失的时候，她和托马斯就必须自己想办法找吃的，直到迈克尔回来。虽然托马斯的母亲是一个有爱心的人，但是她却无法保护自己的儿子免遭迈克尔的怒火。在托马斯 7 岁那年，他的母亲在受到迈克尔的一顿毒打后去世了。虽然托马斯怀疑他的父亲故意想要杀死母亲，但他没有告诉任何人，因为他害怕父亲也会杀死他。

母亲去世后，托马斯在家里待了两年。在这期间，年幼的他经常一个人在家待一个星期甚至更久，他只能自己照顾自己。这种情况一直持续到他的姨妈（他母亲的妹妹）勒妮将他带走，与她一起生活。虽然勒妮很爱托马斯也很愿意照顾他，还为他联系了一位心理医生来治疗他的 PTSD，但她还是花了整整两年时间，才让托马斯在学校的暴力行为逐渐消失。姨妈强烈且持续不断的关爱帮助托马斯学会了与这个世界相处的新方式，他与心理医生一起进行的暴露疗法也帮助他减少了有关母亲去世的噩梦发生的次数。一个有耐心并且有爱心的成年看护者以及一个有食物和可靠庇护所的安全的家,让托马斯以一种新的方式与这个世界重新连接了起来,但是他幼时的经历还是在他心中留下了伤痕,使他长大后如果再次经历暴力事件时,更容易罹患 PTSD。

创伤会影响儿童的校园生活吗?

儿童最重要的任务就是上学,但是儿童遭受创伤后,会很难集中注意力。这是遭受创伤不久后的自然恢复过程的一部分。在第 3 章里,我们讨论过创伤暴露对成人的负面影响,其中之一是创伤记忆会以图像、噩梦或想法等形式突然闯入幸存者的意识中。对于大部分遭受过创伤的成人来说,这些症状在出现后的几个星期内,就会逐渐消失,对于儿童来说也是这样。你可以想象一下,如果你脑子里都是你或者你的母亲受到攻击时的尖叫声,这个时候你将注意力集中在老师身上或者静静地坐在教室里会是多么困难。如果老师和照料者对发生在儿童身上的创伤事件知情,并且理解创伤后的自然恢复过程,他们会支持并帮助儿童。然而,如果老师和照料者对发生过的事情并不知情(在儿童遭受了躯体虐待、性虐待或者性侵犯后,这是很常见的），他们可能将儿童的行为理解为表现差或者有注意力问题。如果儿童在学校的表现短期内发生了巨变，老师和照料者可以与儿童温和地交谈，询问他们的生活中是否发生了一些变化，从而判断他们是否经历了创伤事件，这有助于他们敞开心扉，主动透露自己被虐待的情况。如果儿童在家里被虐待了，学校的工作人员可能会是他们的最佳倾诉对象。学校系统的一项重要工作就是关注儿童被虐待的迹象。在美国，几乎所有的州都有强制性的举报法律，要求相关责任人举报儿童受虐

如果儿童在学校的表现短期内发生了巨变，老师和照料者需要多加关注

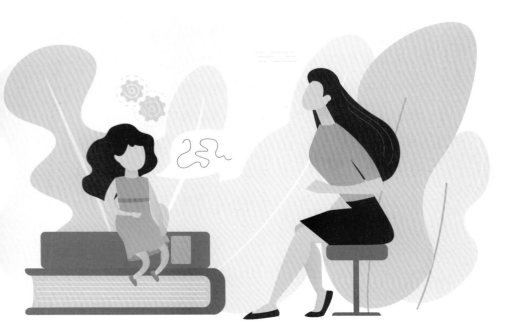

事件。这些有强制性举报义务的人员通常都与儿童有密切接触,主要包括社工,教师、校长以及其他学校人员,医生、护士以及其他医疗救护工作者,心理咨询师、心理治疗师以及其他心理健康专业人士,儿童保育员,法医或者验尸官,以及执法人员等。

之前提到过,托马斯童年时曾遭受虐待。他的父亲曾多次被举报至社会服务中心,每次社工来访后,他的父亲会好转几天,打扫房子,确保社工再次来访时家里看起来一切正常。他会停止虐待行为并且保证自己再也不会这么做了。但这一切通常只会维持几个月,然后他又重蹈覆辙。托马斯被安排在特需班,因为他总在学校打架惹麻烦。回顾过去,已经成年的托马斯说那段时间他觉得自己随时都要崩溃。他经常幻想着逃跑。在他搬家和姨妈一起住,并在一所新的学校上学后,他还是无法控制自己的愤怒情绪并且在学校打了几次架。然而,因为他的姨妈与学校的老师谈过托马斯的经历,所以学校老师可以事先为托马斯制订一个特定的教学计划。在他开始和心理治疗师一起努力治疗创伤,并且受到姨妈持续不断的关爱后,他的愤怒逐渐平息,他也不再惹麻烦、不再打架了。

儿童在遭受创伤后会抑郁或者罹患 PTSD 吗？

本书的第 1 章里，我们讨论过人们在遭受创伤后会有的反应以及自然恢复过程。其中有关成人的内容对于儿童来说也是一样适用的。大部分儿童遭受创伤后会逐渐恢复，在日常生活中表现得很好，但是还是会有少数儿童可能会罹患 PTSD、抑郁症或其他心理健康疾病。童年早期的创伤，特别是那些反复的创伤或者是同时遭受了照料者忽视的创伤，会导致儿童与他人相处时出现问题，这些问题通常会被诊断为人格障碍或者依恋障碍。但这些问题其实是有据可循的，这些儿童在小时候就深深以为其他人是不会照顾自己的，全世界都在利用自己，甚至会否认自我的价值，认为自己除了容貌和躯体之外一无是处，这就使得他们长大后的人际关系和社交功能都会出现问题。他们可能很难相信别人，也很难感受到正常的亲密关系。在遭受创伤后，如果没有可靠、有爱的保护者去支持他们，让他们感到安全，这些儿童会更容易出现心理健康问题或者社交功能方面的问题。

对于托马斯来说，在母亲去世后，他独自与父亲在家相处的两年是最糟糕的日子。他感觉自己孤立无援，并且一直为没有保护好母亲感到内疚。那两年里，他的父亲对他的躯体虐待以及情感虐待尤其严重，他的父亲经常用皮带抽打他，在他的背上留下淤青。托马斯一直被那晚母亲的尖叫声困扰着，同样困扰他的还有那晚母亲对他说的话，母亲让他一直坐着不要动，直到父亲停止殴打。他一闭上眼睛，脑海中就会浮现母亲那张布满伤痕的脸。每当他尝试阅读时，当时的场景就会闪现在他的脑海中。他每天很难入睡，整夜都在看电视，直到他困到不行，眯了大概一个小时后，他又会被公寓里非常轻的声音惊醒。他感觉自己毫无价值，父亲持续的情感和躯体虐待让他觉得非常的无助和绝望。托马斯也不认识他家的亲戚，因为他的父亲一直将托马斯和他的母亲隔离在其他的家庭成员之外，托马斯觉得自己十分的孤独。他经常想自杀，也曾考虑过过量服用父亲使用的成瘾药物来解脱。

在遭受创伤后，儿童的反应在很多方面和成人是一样的，另外，照料者的行为会明显恶化或者改善遭受过创伤的儿童的心理健康状况。

儿童对创伤的反应有何差异？

儿童对于创伤的反应有所不同，原因之一是儿童的反应极大程度上取决于照料者的反应。如果照料者在儿童遭受创伤后给予他们支持和爱，让他们感受到安全和温暖，那么儿童通常会遵循自然恢复过程逐渐好转。然而，如果照料者否定儿童的经历，将创伤事件怪罪在儿童身上，缺乏保护儿童的有效资源，或者自身的精神情况或身体情况不佳，随着时间流逝，儿童罹患心理健康疾病的风险会升高。儿童会向成人寻求指导建议，从而决定如何应对创伤事件。如果成人也不堪重负且十分沮丧，那么通常儿童也会这样。如果成人非常冷静、可靠并试图保持镇定，那么这会极大地帮助儿童。

美国精神病学会发表的 DSM-5 对年纪小于 6 岁的儿童有着特殊的 PTSD 诊断标准——不同于 6 岁以上的儿童和成人。其中一处不同在于对于创伤的界定。与针对成人以及年龄更大儿童的创伤的定义方式不同，如果 6 岁以下儿童的照料者遭受过创伤，这会被视为导致儿童罹患 PTSD 的间接创伤。因为儿童,尤其是那些年纪幼小的儿童的反应,与他们的照料者紧密相关。幼小的儿童可能会在游戏里重演他们经历的创伤事件。举个例子,遭受过性虐待或者躯体虐待的儿童可能会让他们的玩具娃娃也"参与"性活动,与同龄人发生过早的性行为或者在公共场合做出不恰当的行为。成人如果注意到了类似的行为,需要告知适合了解情况的家属,并对儿童的情况进行监测评估。仔细询问以找出施虐者是很有必要的。如果怀疑施虐者就是照料者,那么非常有必要对儿童的人身安全进行评估。任何情况下,只要儿童主动报告受到了躯体虐待或者性虐待,相关信息就应该被举报至社会服务中心。如之前所说的那样,这种举报对于大多数与儿童接触的专业人士来说是强制性的,其中包括心理学家、医护人员和老师等。

另一个儿童与成人对创伤的反应的差异涉及儿童所处的发育阶段以及他们对创伤的理解。儿童在遭受创伤时可能处于不同的认知和情绪发展水平(基于他们的实际年龄以及所处的发育阶段),他们的反应可能取决于他们的发育阶段,而他们对于创伤的理解可能取决于他们的认知发展水平。

托马斯就是一个很好的例子。他的母亲去世时他只有 7 岁,他无法想到外面还有广阔的世界,也不会觉得事情会有转机。他所有的认知都来自他的经历，在他的认知里，所有的父亲都易怒、滥用药物，并且殴打他们的孩子和妻子。托马斯无法想象有哪个父亲不会发怒。当父亲告诉托马斯他母亲的死是托马斯的错时，托马斯相信了父亲的话。如果当时托马斯年纪再大一点，或者所处的环境不那么封闭，他可能就会换个角度思考问题并且明白他不应该责怪自己。

还有一个例子，汉娜（Hannah），一个年纪更小的儿童，5 岁时因为一场大火而流离失所，许多人在大火中丧命，她的家也被大火完全烧毁了。谢天谢地，汉娜的父母及时组织了所有家人安全撤离，汉娜并没有亲眼见到家被火烧的样子。然而，她曾经生活的世界消失了。她所有的玩具、衣服，甚至是她的卧室都不见了。她的父母并没有带她去看被烧毁的家，也没有告诉她到底发生了什么，但他们因为火灾而感到心烦意乱，并且总是关起门来讨论发生的一切。汉娜可以听到他们在说话，他们的声音听起来很焦虑，然而他们从来没有对汉娜说过有关火灾的任何事情。他们只是简单地说他们要搬到一个新的地方，然后需要置办一些新的东西。于是，汉娜自己编造了一个巫师夺走了他们的家并逼迫他们离开的故事。火灾发生2个月后，汉娜的母亲注意到汉娜一直注视着天空并且看起来非常焦虑，因此她坐下来与汉娜交谈并发现了汉娜编造的故事。随后，整个家庭的成员都聚集在了一起，用一种儿童能理解的方式，与汉娜谈论了汉娜所以为的发生的情况，并且告知了她实际发生的情

火灾

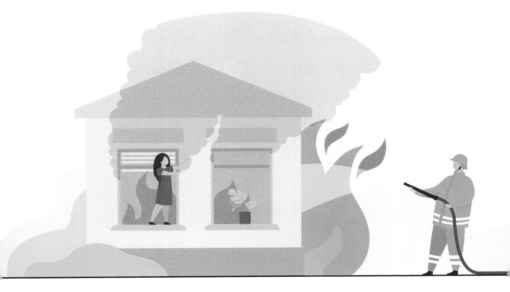

况。汉娜之前很难过，但是现在她可以将真实的经历融入她的人生故事——火灾可能发生，也会造成极大破坏，但是我的家人会保护我，照顾我。

在儿童经历创伤事件后，我们该怎么做？

在本章中你会发现有关儿童创伤的一条简单信息，那就是儿童会向成人寻求安全感和建议，尤其是在创伤事件发生以后。我们能为遭受过创伤的儿童做的最重要的一件事就是让他们感到自己是安全、受保护的，并且尽可能地帮助他们继续之前的日常生活。

举个例子，5 岁的路易斯（Louis）睡觉时会将一枚图钉塞在自己的枕头下面。在目击了自己的母亲在火车站被袭击后，他就一直将图钉看作是可以保护母亲的武器。他的母亲在遭受袭击后从来没有和他提起过这件事，尽管当时他也在案发现场。她以为只要路易斯不提起这件事，在学校的表现也没有问题，她就可以放心了。然而，在她发现了路易斯枕头下的图钉，并与他交谈后，她发现路易斯其实非常害怕她会再次受到袭击。但一个 5 岁的儿童更需要的是感到被保护，而不是有人要靠他保护。所以她告知路易斯她很安全，也会保护他的安全，他不需要担心要如何保护她。成人需要确保儿童感到安全、被保护，并且确保儿童在能理解的范围内接受事实。

在儿童遭受创伤后，另一种保护他们的方式就是认可他们的经历。让他们知道自己经历了苦难，并且随着时间的推移，相关感受、想法甚至是画面重新出现在脑海中，这是很正常的。和儿童讨论他们对创伤事件以及对自己和世界的看法，可以让他们感到有人在倾听，他们是被理解的。要让他们知道，未来你会尽你所能地去保护他们，给予他们安全感，并且你应该时刻提醒他们发生在他们身上的一切都不是他们的错。

尽可能让儿童与主要照料者保持联系是非常重要的。有时由于创伤事件带来的剧变，父母不得不因为家庭或者工作需要（例如寻找一个新的住所或换新工作等）而与儿童分离。尽可能地减少这种分离对于儿童心理健康的长期调节是很有帮助的。如果照料者与儿童不得不分离，那么需要确保儿童与临时照料者生活在一起时也能感到舒适，这样可以减少分离的影响。尽可能多地维持儿童与父母的联系，包括通过视频通话进行"面对面"的交流，也是很有帮助的。在第二次世界大战期间，英国的当权者将生活在伦敦的儿童转移到尽可能远的地方，以保护他们免受炸弹的伤害。但事实表明，没有与父母分离，留在伦敦，并经历了战火的儿童比那些"被保护"的儿童成长得更好。比起战火，来自主要照料者的安全感对于儿童日后发展的影响更大。

有针对儿童 PTSD 患者的治疗方法吗？

在本书的第 4 章里，我们描述过几种针对成人的循证治疗方法。但不幸的是，关注儿童 PTSD 治疗方法的高质量研究并不多。因此，在针对儿童的 PTSD 进行治疗时，专业人士会优先确保儿童的安全，并在这一前提下以恰当的、儿童能够理解的方式，向儿童解释有关治疗的信息，同时对儿童照料者进行指导，让他们理解儿童现在的状态及未来可能会遇到的问题。

当前证据表明，针对儿童 PTSD 患者的治疗方法与针对成人的相似，其中包含以暴露为重点的治疗方法，即在确保儿童安全的前提下让儿童暴露于他们的创伤记忆，并从中明白过去很危险的东西再也不会造成任何伤害,以及如果有不好的事情发生,他们是可以应对的。另外,针对儿童的治疗还侧重于帮助儿童意识到他们可以依赖成人来确保自身安全。

以暴露为中心的儿童 PTSD 疗法通常包含游戏疗法。这种治疗方法可以给予儿童一个表达过去经历以及他们对过去经历的感受的安全空间。对于遭受了施暴者威胁或者无法真正理解发生了什么的儿童来说,这一点尤其重要。通过游戏,儿童可以自由表达自己的经历,不会被指责,也不会有再次受到伤害的风险。有经验的治疗师能关注儿童和他们的痛苦经历,通过游戏帮助他们触碰创伤记忆,并进行情感梳理。对于那些遭受过性侵犯或者躯体虐待的儿童,在他们无法使用词汇或者语言描述创伤事件时,治疗师可以让他们使用性征明显的娃娃来简单指出或者展示发生了什么。

TF-CBT 是目前最受研究支持的一种治疗方法,它可以有效减少或者缓解儿童的 PTSD 症状。这种特殊的以暴露为中心的疗法会充分考虑儿童所处的发育阶段,然后在此基础上帮助儿童触碰他们的创伤记忆,并去做之前他们回避的那些可能让他们回想起创伤经历的事情。TF-CBT 的适用范围很广,可适用于有着一种或多种创伤经历的儿童,甚至还适用于那些有着其他心理健康问题(如抑郁症或者物质滥用)的儿童。

让儿童反复听到"这不是你的错"有多重要?

儿童总是把自己看作自己世界的中心,因此,一旦有什么不好的事情发生,他们通常就会觉得是自己的错。我们发现,年幼的儿童通常觉得父母离婚是因为自己表现不够好,如果自己表现得更好,父母可能就不会分开。对于遭受创伤的儿童来

父母离婚时,年幼的儿童可能会觉得是自己的错

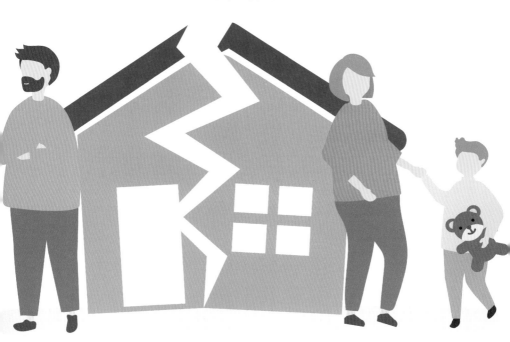

说,情况可能会更糟糕。在托马斯的案例中,他一直因母亲的死责怪自己,他的父亲也一直在增加他的负罪感,这种负罪感加重了他的抑郁症状和自杀想法。然而,当他搬去和姨妈一起生活时,他接收到了完全不一样的信息。每一天他的姨妈都会说他是一个勇敢的小孩,她还说自己对他之前的艰难处境毫不知情,这让她非常难过。她告诉他绝对不要将母亲的死、父亲的虐待或者父亲的毒瘾问题都怪罪在自己身上。她一遍又一遍地重复这些话。在进行暴露疗法治疗时,托马斯还从他的心理治疗师那里接收到了同样的信息,更重要的是,从治疗时录制的音频里,他听到自己也说了同样的话,并且了解了母亲去世时到底发生了什么。在一遍又一遍地听到同样的信息后再回忆创伤经历,托马斯终于开始相信母亲的死不是自己的错,父亲才是罪魁祸首。当他真的相信这一点时,他的 PTSD 症状明显得到了缓解,并且他开始感觉成功克服这一切后的自己强大而有复原力。

总的来说,很多儿童都会遭受创伤。大部分儿童在遭受创伤后会成长为有复原力的成人,但是有的儿童一生都会受到创伤的困扰。确保遭受创伤的儿童感到安全、得到支持,并使儿童保持与主要照料者之间的联系(如果照料者能给予足够的支持），可以更好地培养儿童的复原力。给予儿童安全的空间去表达他们的感受以及他们对创伤的理解，有助于他们进行长期的自我调节。此外，让儿童反复听到发生的一切都不是他们的错，对于儿童从创伤中恢复也很有帮助。

参考文献

3 什么是 PTSD?

Weathers, F. W. , Blake, D. D. , Schnurr, P. P. , Kaloupek, D. G. , Marx, B. P. , & Keane, T. M. (2013). The Clinician-Administered PTSD Scale for DSM-5 (CAPS-5). *National Center for PTSD*. Retrieved from www. ptsd. va. gov.

Blevins, C. A. , Weathers, F. W. , Davis, M. T. , Witte, T. K. , & Domino, J. L. (2015). The Posttraumatic Stress Disorder Checklist for DSM-5 (PCL-5): Development and initial psychometric evaluation. *Journal of Traumatic Stress*, 28(6), 489-498. doi: 10. 1002 / jts. 22059.

4 PTSD 的治疗方法有哪些?

Foa, E. B. , Hembree, E. A. , Rothbaum, B. O. , & Rauch, S. A. M. (2019). *Prolonged exposure therapy for PTSD (therapist guide)*. New York, NY: Oxford University

Press.

Resick, P. A. , Monson, C. M. , & Chard, K. M. (2016). *Cognitive processing therapy for PTSD : A comprehensive manual*. New York, NY : Guilford Press.

Shapiro F. (1995). *Eye movement desensitization and reprocessing : Basic principles , protocols , and procedures*. New York, NY : Guilford Press.

Rothbaum, B. O. , Foa, E. B. , Hembree, E. A. , & Rauch, S. A. M. (2019). *Reclaiming your life from a traumatic experience*. New York, NY : Oxford University Press.

Reclaim Your Life at Emory Healthcare Veterans Program. (n. d.). *Emory Healthcare Veterans Program*. Retrieved from https : // www. emoryhealthcare. org / centers-programs / veterans-program / index. html.